# 理学療法白書 2022

公益社団法人
日本理学療法士協会
Japanese Physical Therapy Association
JPTA

# 「理学療法白書 2022」発刊にあたって

公益社団法人 日本理学療法士協会 会長　斉藤秀之

「白書」とは、政府が国政の各分野の現状と課題を総括して報告書の形で広く国民に提示する公文書、あるいは現状と課題報告にとどまらず、その対策そして将来の展望などを国民に周知するために発行する刊行物である。「理学療法白書」は、執筆者個人の見解や想いに偏らない基本執筆ならびに編集方針のもと、前年度の事業報告、すなわち本会として実施した事業のうち、広く国民に提示する事業を公文書として刊行する位置づけとした。この方針は「理学療法白書2018」から始まり、今回で5年目を迎える。

さて、今回お届けする「理学療法白書2022」は、昨年の「理学療法士の生涯学習」の章立てを「理学療法士の養成と生涯学習」に修正、「活躍する理学療法士」を追加し、例年通り「理学療法士を取り巻く環境」「国際的な取り組み」「資料・統計」「トピックス」を加えた5章で構成し、頁数は153頁となった。当該年度に注力された中核的な本会事業を概観でき、読者にわかりやすくするために図表をカラーで頻繁に用いることを継続して意識した。

私は2021年6月5日に第9代会長に就任し、この1年は前会長との引継ぎと円滑な業務執行に注力した年であった。実際の事業執行は前年度執行部の計画を遂行するわけであるが、私の執行部の大きな方針として「昭和・平成理学療法史の総決算」「ネクスト10の樹を植える」「組織構造改革」の3本柱を打ち出した。理事会の議長に副会長を指名したこと、業務執行理事と理事の権能や理事の利益相反関係の厳格化を行ったことなどを通して、執行部の方針を徐々に浸透させる年度であった。国の経済対策で打ち出された閣議決定文書の処遇改善の項目に、理学療法士の職名が明記されたことは、理学療法士がわが国で誕生してから初めての事象である。また、自由民主党政務調査会厚生労働部会に「リハビリテーションに関する小委員会」が設置され、ヒアリングを受けた。これらは、本会の今後の政治活動に大きな力を得たことを意味する。また、新型コロナウイルス感染症等に係る対応人材（IHEAT：Infectious disease Health Emergency Assistance Team）への一括登録などで、保健所や日本公衆衛生協会と社会実践での具体的連携の緒につくこともできた。そして、第2回シルバーリハビリ体操全国オンラインフェスティバルも開催し、住民の主体的活動を行政と本会・士会が一体的に支援する活動も継続できた。このように、公益法人として国民に直接働きかける持続可能な事業を担うスタートアップも開始できた。

国民の皆様には「生活（人生）の質と動きのポテンシャルを見極め、また最大化する」理学療法の役割を、この白書から触れていただくことをお願いして結びとする。

# 倫理綱領

公益社団法人　日本理学療法士協会

## 序 文

　公益社団法人 日本理学療法士協会（以下、「本会」という。）は、理学療法士の社会的な信頼の確立と、職能団体としての本会が公益に資することを目的として、「倫理綱領」を定める。

　本会ならびに理学療法士が、高い倫理感を基盤として相互の役割を果たす中で、理学療法の発展と国際社会への貢献のために、より良い社会づくりに貢献することを願うものである。

一、　理学療法士は、全ての人の尊厳と権利を尊重する。

一、　理学療法士は、国籍、人種、民族、宗教、文化、思想、信条、家柄、社会的地位、年齢、性別などにかかわらず、全ての人に平等に接する。

一、　理学療法士は、対象者に接する際には誠意と謙虚さを備え、責任をもって最善を尽くす。

一、　理学療法士は、業務上知り得た個人情報についての秘密を遵守し、情報の発信や公開には細心の注意を払う。

一、　理学療法士は、専門職として生涯にわたり研鑽を重ね、関係職種とも連携して質の高い理学療法を提供する。

一、　理学療法士は、後進の育成、理学療法の発展ならびに普及・啓発に寄与する。

一、　理学療法士は、不当な要求・収受は行わない。

一、　理学療法士は、国際社会の保健・医療・福祉の向上のために、自己の知識・技術・経験を可能な限り提供する。

一、　理学療法士は、国の動向や国際情勢を鑑み、関係機関とも連携して理学療法の適用に努める。

附則

1　　この規程は、昭和53年5月17日より施行する。


附則

1　　この規程は、一部改訂を行い、平成9年5月16日より施行する。


附則

1　　この綱領は、規程から綱領に全面改訂し、平成30年3月4日より施行する。


附則

1　　この綱領は、条文の文言を一部修正し、平成31年4月1日より施行する。


附則

1　　この綱領は、序文の改訂と条文の文言を一部修正し、令和元年7月7日より施行する。

# 理学療法白書 2022
## 目次

## Topics

# 第Ⅰ章

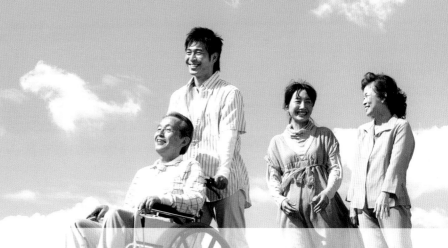

# 理学療法士を取り巻く環境

# 1 令和4年度診療報酬改定

## はじめに

公益社団法人　日本理学療法士協会（以下、「本会」という。）では、根拠に基づいた理学療法を普及させ、国民が質の担保された理学療法を享受できる体制の実現に向けて、令和4年度診療報酬改定に取り組んだ。

これまで本会では、診療報酬改定の要望を行うにあたり、関連学会や有識者へのヒアリング、会員からのパブリックコメントの収集等を行い、要望資料の作成を行ってきた。令和4年度の診療報酬改定においては、さらに時代に即した形で現場の意見を集約し、より現場の実情に即した要望を作成する観点から、診療報酬改定に向けた検討会を開催した。また、本会が求める制度の実現を達成するために、他団体との協議を経て、厚生労働省との折衝に臨んだ。

このような令和4年度診療報酬改定への対応とその結果を、以下に述べる。また、今後迎える令和6年度のトリプル改定に向けた本会の取り組みについても報告する。

## 令和4年度診療報酬改定に向けた本会の取り組み

### 医療保険制度に係る動向の把握

要望作成の流れにおいてまず着手したことは、政策の動向把握である。令和4年度診療報酬改定に先立って内閣府の全世代型社会保障検討会議にて、5つの医療の課題が提示された（表1）。これらの課題に則して診療報酬改定における本会の方針を定め、要望作成の指針とした（表2）。

### 本会会員からの意見収集、および関連団体との連携

要望案作成の過程で会員の意見を組み入れるために、令和4年度診療報酬改定に向けた検討会（以下、「検討会」という。）を開催するとともに、会員からのパブリックコメントの募集、および関連団体へのヒアリングを行った。

検討会は、協会指定管理者（初級）を有する会員から選出された構成員9人と、聴講者から

---

**表1　全世代型社会保障検討会議で提示された医療の課題**

- 団塊の世代が75歳以上を迎えるなかでの高齢化による需要拡大への対応
- 生産年齢人口が減少するなかでの地域医療の確保
- 平均寿命の伸びを上回る健康寿命の延伸へ向けた予防・健康づくりの強化、セルフケア・セルフメディケーションの推進、ヘルスリテラシーの向上
- 働き方改革に対応した医師の職場環境の変化と地域医療の確保の両立
- ゲノム医療等最先端医療の導入やデータヘルス改革の推進

（全世代型社会保障検討会議中間報告書. 令和元年12月19日.）

## 表2　本会の方針

- 疾病構造の変化（多疾患・重複障害）への対応
- 高度急性期・急性期理学療法の提供体制の充実
- 持続可能性を高めるリハビリテーション医療サービス改革
- 循環器病対策基本計画に則ったリハビリテーション提供体制の構築
- 健康寿命の延伸に向けた予防の推進
- 先端的リハビリテーション医療の導入

## 表3　全国リハビリテーション医療関連団体協議会の構成団体（五十音順）

- 回復期リハビリテーション病棟協会
- 全国デイ・ケア協会
- 日本言語聴覚士協会
- 日本作業療法士協会
- 日本訪問リハビリテーション協会
- 日本理学療法士協会
- 日本リハビリテーション医学会
- 日本リハビリテーション看護学会
- 日本リハビリテーション病院・施設協会

## 表4　本会単独で提出した要望項目

1. 精神科病棟における集団での運動療法の提供
2. 精神疾患患者に対する精神症状への運動療法の提供

構成された。2020年度中に計3回の検討会を開催し、
①診療報酬における課題の整理について
②保険医療機関における望ましい理学療法の提供の在り方について
③令和4年度診療報酬改定の要望事項について
④その他診療報酬改定に係る事項について
の以上4点を検討した。

　パブリックコメントは、全会員を対象に2020年12月2日〜22日の期間に募集した。会員には、診療報酬改定における本会の方針ごとに、意見と関連するエビデンスの回答を求めた。

　ヒアリングは、本会の分科学会および部門を対象として募集した結果、がん理学療法部門、日本心血管理学療法学会、精神・心理領域理学療法部門、日本スポーツ理学療法学会、日本糖尿病理学療法学会、産業理学療法部門、物理療法部門の8つの団体に対して行った。

　検討会、パブリックコメントを通じた会員の意見集約、分科会・部門へのヒアリングを経て、本会の要望案を作成した。

### リハビリテーション関連団体との要望内容に関する協議

　本会内で作成した要望案を、リハビリテーション専門職団体協議会（本会および日本作業療法士協会、日本言語聴覚士協会で構成する団体）、および全国リハビリテーション医療関連団体協議会（表3）で協議し、各団体との合意形成を図った。令和4年度診療報酬改定では、リハビリテーション専門職団体協議会および全国リハビリテーション医療関連団体協議会で合意の得られた要望は、全国リハビリテーション医療関連団体協議会から提出し、合意の得られなかった要望は本会単独で提出した（表4）。

## 令和4年度診療報酬改定の結果

　本会から提案し、全国リハビリテーション医療関連団体から提出した要望20項目のうち、改定の俎上に載った要望は4項目であった。本会単独で提出した要望2項目は、改定の俎上に載らなかった。

## 令和6年度トリプル改定に向けた本会の取り組み

　次回の令和6年度報酬改定は、地域包括ケアシステム構築の完成の目途である2025年を目前にした最終の改定年度である。さらには、診療報酬、介護報酬、障害福祉サービス等の報酬の「トリプル改定」に加え、医療計画、介護保

険事業（支援）計画、障害福祉計画、障害児福祉計画の見直しも行われる。

本会はこれまでも、「国民」を主語とした要望活動を心がけてきた。令和6年度トリプル改定は、社会保障費がひっ迫するなか、大変厳しい改定が予想されるが、要望活動の結果が国民に与える影響を踏まえ、より一層の努力で取り組んでいく。

報酬改定の要望を行うにあたり、これまで取り組んできた会員との連携をより強固とするために、診療報酬と同様に、障害福祉サービス等報酬の改定に向けた意見交換会を開催した。意見交換会の概要を以下に報告する。

## 要望案の作成に向けた検討会

障害福祉サービス等報酬の要望案の作成に向けて、令和4年度診療報酬改定で開催した検討会を参考に、令和6年度障害福祉サービス等報酬改定に向けた意見交換会を開催した。意見交換会では、都道府県理学療法士会（以下、「士会」という。）から推薦された障害者領域の推薦者28人、および障害児領域の推薦者34人に参加していただき、サービス群ごとに介護給付、訓練等給付、障害児通所支援等の3つの会を開催した。

これまで本会では、障害福祉サービス等報酬改定に向けた要望書の提出実績はなく、当該サービスにかかわる会員からの意見を取りまとめていなかったが、この意見交換会では、試行的にではあるが、士会からご推薦いただいた当該サービスにかかわる会員の意見を取りまとめることができた。

## おわりに

本会では、根拠に基づいた理学療法の提供を普及させて、根拠に基づいた理学療法を国民が享受できるよう、要望作成を行った。これからも、本会内外の変化に応じた体制構築とプロセスを模索するとともに、関連団体との連携を強固にしながら、国民の利益向上を目指して報酬改定に取り組んでいく。

# 新型コロナウイルス感染症の拡大防止に貢献する取り組み：IHEATシステムへの一括登録

## はじめに

　2019年末に新型コロナウイルス感染症が発生し、2020年初頭には日本においても感染拡大が生じることとなった。各地で緊急事態宣言やまん延防止重点措置が適用され、全国の医療機関や保健所業務はひっ迫し、政府の対応の遅れが指摘されるなど、国民へ大きな影響を与える事態が発生した。本会では、感染者へのリハビリテーション支援にとどまらず、理学療法士が貢献できる感染拡大の防止策の支援を模索した結果、保健所業務への応援者を募るInfectious disease Health Emergency Assistance Team（以下、「IHEAT」という。）システムに参画することとした。

　本項では、厚生労働省健康局健康課および日本公衆衛生協会の多大なるご支援により、2021年10月より「一括登録」の運用を開始することとなったこの取り組みについて紹介する。なお、一括登録とは、複数の本会会員の情報を、本会が一括してIHEAT事務局へ仮登録することを指す。

## IHEATの概要

　政府では、新型コロナウイルス感染症の感染拡大とともに、保健所に大きな業務負荷が発生することが課題となっており、さらなる保健所の体制整備が求められていた。そこで厚生労働省健康局健康課は、都道府県単位で潜在保健師などを登録する人材バンク「IHEAT」を創設し、日本公衆衛生協会がその事務局を担って対応を進めることとなった。

　IHEATとは、感染症が拡大した都道府県内において、当該都道府県内での応援職員だけでは対応が困難な場合に、その人員不足を解消する手段となるものである。主な業務は、保健所などにおける積極的疫学調査を中心とした業務を支援することであるが、場合によっては、組織マネジメントなどの積極的疫学調査以外の業務を行う場合もある。感染拡大時などにおいて、これらを担いうる人材の名簿をもとにして、外部の専門職を有効に活用することが目的である。つまり、感染拡大時に保健所で保健師などの専門職が不足した場合に、都道府県・保健所設置市・特別区（以下、「都道府県など」という。）が、IHEATに登録されている人材（以下、登録者）を活用して、支援を受けられるようになった。

　登録者を対象にした人材育成研修も整備されている。新型コロナウイルス感染症に関する基本的知識や積極的疫学調査に関する研修資料が用意され、eラーニングで公開されている。

　IHEATは、2020年度、登録者の募集や研修を行うなどの体制が整備され、2021年度から運用されることになった。

## 本会としてのかかわり方

　以下では、IHEATシステムへの本会会員の希望者に対して本会が行った、一括登録のシステム構築のプロセスと取り組み内容、およびアンケート調査結果を踏まえた実施状況を示す。

## 理学療法士の登録状況

2021年10月から本会会員を対象として、募集を開始した。2022年3月までの段階で、IHEAT総登録者の総数3,231人中、本会会員による登録者数は255人（全体の6%）であった（図1）。

## 支援業務内容

IHEATに登録をした者は、主には保健所業務支援に従事することとなる。従事する業務は自治体からの依頼内容により若干の違いはあるが、主な業務は厚生労働省健康局健康課長通知（令和3年5月31日発）に示す「イ　支援協力者は保健所などにおいて、以下の①～③の業務を支援する。①新型コロナウイルス感染症に係る積極的疫学調査②新型コロナウイルス感染症に係る積極的疫学調査以外の業務（電話相談・検査採取の補助・台帳整理など）③新型コロナウイルス感染症以外の感染症対応、精神保健、難病対策」とされている。

## IHEAT登録から支援までの流れ

### 1）IHEATの登録

会員が本会ホームページより「IHEATシステム登録手続き」を参照し、その規約に同意したうえで、指定のフォームを入力することで登録が行えるようにし、本会からIHEAT事務局へ一括登録する運用とした。登録完了後に、会員自身で選択した自治体から応援要請が届く状態となる。

### 2）平時（事前準備）

①感染拡大時に支援協力に当たる際には、都道府県などの非常勤職員として活動する。すなわち、感染拡大時に速やかに対応できるよう、都道府県などがあらかじめ非常勤職員として任命する。

②登録者は、都道府県が実施する研修を受講する。令和2年度においては、厚生労働省がeラーニングにより研修を実施した。

### 3）感染拡大時（支援）

①保健所などへの支援を希望する都道府県は、

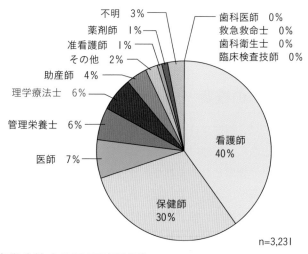

| IHEAT登録者数合計 | | 3,231名 |
|---|---|---|
| 内訳 | 既存名簿 | 2,188名 |
| | 都道府県新規登録者 | 718名 |
| | 公衆衛生協会新規登録者 | 70名 |
| | 日本理学療法士協会登録者 | 255名 |

図1　IHEAT登録者数（提供：日本公衆衛生協会IHEAT事務局）

IHEATの登録者に対して、支援期間、活動場所、および具体的な業務内容（濃厚接触者との接触の可能性など、感染リスクの有無を含む）などを提示して、支援の協力を依頼する。

②登録者は都道府県などの依頼に対して、支援協力の可否を回答する。支援協力は強制ではないため、断ることも可能である。

③都道府県などからの依頼に基づき、支援を行う。

④実際に支援活動がされた場合、謝金などが支給される。

## 本会会員に対するアンケートの結果

IHEATにおける会員の分布や、活動とその感想など実態調査を行うために、本会からのIHEAT登録者に対して、アンケート調査を2回に分けて実施した（表1）。

回答者の所属施設は、病院・診療所など医療機関からの登録が多かったが、在宅介護分野や学校などの教育機関からの登録もあり、幅広い分野で勤務する会員から協力を得られた。回答者の年代は、初回と2回目の調査ともに、比較

的会員歴の長い者に登録者数が多い傾向にあった。

一括登録における応募理由としては、通常業務以外で感染拡大防止への貢献を行いたいという回答が初回・2回目ともに多く、いずれも総回答者数のうち、7割以上を占めていた。次いで、保健業務への関心が高い者の割合は、回答者数のうち5割以上を占めるなど、保健事業に係る行政職の業務への関心も高かった（図2）。

また、自治体からの支援依頼の有無と支援実

### 表1　アンケートの対象および方法など

| 対象者 | 本会会員における一括登録者 |
|---|---|
| 調査期間 | 初回：2021年12月15〜27日<br>2回目：2022年3月4〜14日 |
| 調査方法 | 登録メールアドレスへWebアンケート送付・収集 |
| アンケート回答率 | 初回：36.9％（メール配信者全160名中59名） |
| | 2回目：29.9％（メール配信者全251名中75名） |
| 回答者の所属施設 | 病院・診療所：39名（54％）、介護施設：12名（17％）、学校：8名（11％）、訪問看護ステーション：3名（4％）、その他10名（14％） |

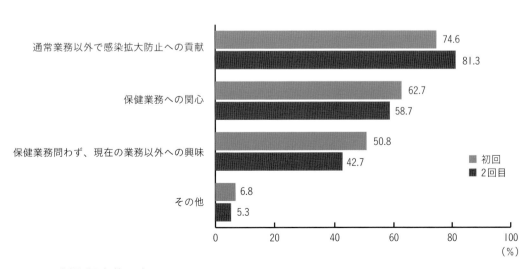

図2　一括登録応募理由

（通常業務以外で感染拡大防止への貢献：74.6 / 81.3、保健業務への関心：62.7 / 58.7、保健業務問わず、現在の業務以外への興味：50.8 / 42.7、その他：6.8 / 5.3、初回・2回目）

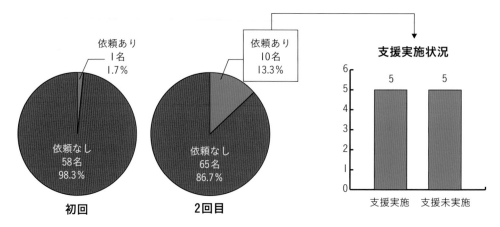

図3　自治体からの支援依頼の有無と支援実施状況

表2　実際に支援に従事した会員の感想から

- 保健所業務に貢献しながら、大変興味深い経験ができた。
- （支援者としての）実態を知ることの重要性とともに、わが国における感染対策の課題も感じた。
- 保健所の現状をより深く知ることができ、貴重な支援活動だったと感じております。
- 災害時の活動拠点本部のような形でした。これまでに災害支援活動（特に本部活動）の経験があると、活動に入りやすいと思います。協会でも、このような本部活動の事業や研修があると、支援者も増える可能性があると思います。
- 第5波での健康観察業務では、罹患したことへの不安の訴え、支援物資・ホテル療養のことなど、混乱に対する訴えが多かった。私たちが行っていた毎日の電話対応で、安心される住民の方も多かった。私の業務は厚労省システムのハーシスを確認し、電話対応したほうがいいケースを抽出し、時には自分で電話対応を行いつつ、看護師とつなげる業務が中心であった。軽症状・無症状の方が中心であるとはいえ、増悪される方もいるため、日々、緊張感が高かったと思う。事務やほかのコメディカルよりは判断できることも多く、看護師による電話対応をふるいにかけることができたので、業務統括の看護師の負担は軽減できたと思う。
- 第6波では保健所・行政対応が間に合わず、療養期間ルールも日々変更があり、件数も急増で混乱をきわめていた。対象者の数もさることながら、入院していてもおかしくない方や、施設・病院におられる方の健康観察も委託され、かなり大変な状況である。看護師対応の暇もなく、感度を高くして状況を聞き取り、看護師と連携をとりつつ、業務を行った。特に高齢者の重症化・死亡が多く、災害の渦中であることをひしひしと感じられる。強い気持ちが必要と感じている。

施状況については、初回に比べて2回目の調査時で「直接的な支援依頼があった」という回答が増していた（図3）。そのうち、実際に支援に応じた会員の割合は約50％であり、その感想や経験談から、保健所業務への応援の取り組みを通じて貴重な経験をすることができ、有意義な貢献活動であったことがうかがえた（表2、3）。

## おわりに

　厚生労働省健康局健康課および日本公衆衛生協会の多大なるご理解とご支援により、本会は2021年度から、IHEATに係る取り組みに参画することができた。そして、約半年間で255人（全体の6％）の理学療法士がIHEATに登録し、5名が支援を実施した。その結果、新型コロナウイルス感染症の拡大により業務逼迫している保健所支援、ならびに罹患患者に対する支

## 表3　IHEATの参加者の経験談

◆**活動状況**

場所：某県本庁
業務：重症化リスクのある自宅療養者（高齢者、幼児、妊婦等）への電話での健康観察
時期：2022年1月31日〜2月2日までの3日間

◆**アンケートと回答**

Q1　保健所業務支援として、どのような活動を行いましたか？
- 重症化リスクのある自宅療養者へ電話で体調確認を行いました。
- 電話対応時の体調や、それまでの体調変化、服薬状況等から、自宅療養期間延長可否の判断を行いました。
- 連絡不通者や判断が悩ましい方がいれば、適宜、県庁の保健師や看護師と相談しつつ、必要に応じて、保健所と連携して業務にあたりました。

Q2　業務支援に入られる前にどのような準備を行いましたか？
- 現地に着くまでは詳細な業務内容は決定していませんでしたが、事前に健康観察または積極的疫学調査という連絡はありました。
- 業務支援前に、積極的疫学調査に関する情報（本会HPに掲載）に目を通しました。
- 準備しておいたほうがよいと思ったことは、業務にあたる都道府県の感染対策を把握することです。感染者数に応じて、自宅療養者への支援内容等が頻繁に変更されるため、最新の情報を仕入れておくと、割り振られる業務のフローを早く理解できると思いました。

Q3　支援を行ってみて、どのように感じましたか？
- 自宅療養者が本庁や保健所に対して思うところはさまざまだと思われますが、その根底には、感染による自身の体調の変化、家族への影響等への不安や恐れがあると思います。保健行政の一端に触れて、理学療法士の業務のなかで得られた知識や考察力、対象者への接遇などを通じて、医療以外の場面でも医療職として貢献できる場所があると感じました。

援に、少なからず貢献することができた。こうした活動は、理学療法士が理学療法士として、社会活動や制度の理解を深める機会にもなりうる。いまだ新型コロナウイルス感染症の影響は広がっているため、本会として、IHEAT活動の協力体制を維持していく予定である。

# 医療・介護専門職等の処遇改善に関する本会の対応

## ◆処遇改善に向けた本会の取り組み

　令和3（2021）年10月4日に岸田文雄内閣が発足し、「新たな資本主義」の実現に向けた分配戦略が掲げられた。その1つの柱として、看護師・介護士・保育士等の賃金の引き上げが取り上げられ、2021年11月には全世代型社会保障構築会議公的価格評価検討委員会が発足した。そして全産業平均から乖離があり、仕事の内容に比して低く賃金が抑えられている介護・障害福祉職員、保育士等・幼稚園教諭の賃金の見直しに向けた議論が、本格的にスタートした。

　公的価格評価検討委員会で各職種の処遇改善の議論が開始された当初、理学療法士の処遇改

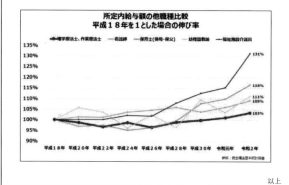

図1　要望書

（２）公的部門における分配機能の強化等

① 看護、介護、保育、幼児教育など現場で働く方々の収入の引上げ等

看護、介護、保育、幼児教育など、新型コロナウイルス感染症への対応と少子高齢化への対応が重なる最前線において働く方々の収入の引上げを含め、全ての職員を対象に公的価格の在り方を抜本的に見直す。民間部門における春闘に向けた賃上げの議論に先んじて、保育士等・幼稚園教諭、介護・障害福祉職員を対象に、賃上げ効果が継続される取組を行うことを前提として、収入を３％程度（月額9,000円）引き上げるための措置[48]を、来年２月から前倒しで実施する。

看護については、まずは、地域でコロナ医療など一定の役割を担う医療機関に勤務する看護職員を対象に、賃上げ効果が継続される取組を行うことを前提として、段階的に収入を３％程度引き上げていくこととし、収入を１％程度（月額4,000円）引き上げるための措置[49]を、来年２月から前倒しで実施した上で、来年 10 月以降の更なる対応について、令和４年度予算編成過程において検討し、必要な措置を講ずる。

また、医療、介護・障害福祉、保育の人材育成・確保の更なる支援に取り組む。

政府調達の対象企業の賃上げを促進するため、賃上げを行う企業から優先的に調達を行う措置など政府調達の手法の見直しを検討する。

[48] 他の職員の処遇改善にこの処遇改善の収入を充てることができるよう柔軟な運用を認める。

[49] 看護補助者、理学療法士・作業療法士等のコメディカルの処遇改善にこの処遇改善の収入を充てることができるよう柔軟な運用を認める。

図2　コロナ克服・新時代開拓のための経済対策（令和３年11月19日閣議決定）からの抜粋

善はまったく議論に上がらない状況であった。そこで本会会長のリーダシップのもと、与党議員や担当大臣に対して理学療法士の処遇の現状を丁寧に説明し、かつ公的価格評価検討委員会に対しては、理学療法士の処遇改善について検討を求める活動を精力的に行った（図1）。

その結果、コロナ克服・新時代開拓のための経済対策（令和3年11月19日閣議決定）において処遇改善の対象職種に理学療法士が含まれることが明記され、令和4(2022)年2月1日から適用が始まった看護職員等処遇改善事業（令和4年10月以降は診療報酬の加算に移行）においては、条件に該当する医療機関に所属する理学療法士も対象にできることになった（図2）。

なお、理学療法士の職名が閣議決定文章に明記されたのは、歴史上初めての出来事である。

## ◆処遇改善の果実をさらに広く浸透させるために

今回の処遇改善は、コロナ克服・新時代開拓のための経済対策の一環として実施されているため、地域でコロナ医療などの一定の役割を担う医療機関に勤務する理学療法士のみが対象となり、その他の理学療法士は対象外となった。もともと、医療保険下で働く者と介護保険下で働く者との間には処遇格差があり、理学療法士においては介護分野で働く者の給与は医療分野で働く者より、平均年間給与額が約135万円低いとされている[*1]。また本会が実施した実態調査によると、処遇改善の対象病院に勤務する理学療法士であっても、賃金の向上につながっていないケースが少なくなく、課題も残る結果となった（図3）。

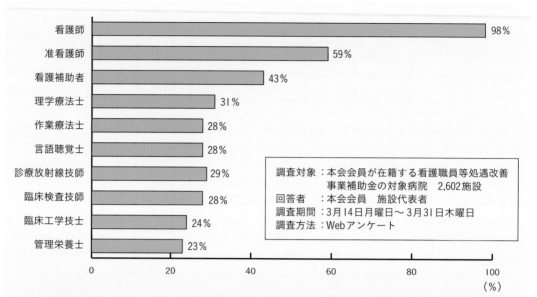

調査対象：本会会員が在籍する看護職員等処遇改善
　　　　　事業補助金の対象病院　2,602施設
回答者　：本会会員　施設代表者
調査期間：3月14日月曜日〜3月31日木曜日
調査方法：Webアンケート

図3　看護職員等処遇改善事業補助金の対象病院における処遇改善の現状（職種別）
有効回答数：234施設
（日本理学療法士協会の会員が在籍する看護職員等処遇改善事業補助金の対象病院）

　　携わる領域にかかわらず、処遇改善の果実が広く理学療法士に享受され、安心して患者・利用者に理学療法を提供できる安定した処遇環境を実現するべく、処遇改善の対象施設の拡大や予算の拡充を、担当大臣に対して概算要求の要望を行うとともに、理学療法士がおかれている現状を担当省庁等に知ってもらうロビー活動を、継続して進めているところである。

＊1　医療経済実態調査（医療機関等調査）および介護従事者処遇状況等調査をもとに算出

# 理学療法士の勤務実態及び 働き方意向等に関する調査

労働環境・処遇等の基礎調査をもとに、理学療法士の置かれている現状を経時的に明らかにすることを目的として、2020年度から本格的に本調査を行った。

導入期は、現状の実態把握を図るべく、課題解決の一途となるようバックデータの収集段階という位置づけであった。1回目調査からは、設問項目として、「昇給額」「職位」「管理職の担当患者数・臨床業務以外の担当業務」「転職理由」「将来への不安」「不妊治療の経験の有無と職場の支援措置」などを加えた。

## ◆調査対象者の抽出

調査対象者は、日本理学療法士協会に所属する会員のうち、「国・公的医療機関・社会保険関係団体・医療法人・個人・その他×勤務地×年齢×性別」でブロック化したうえで、30%の会員を無作為に抽出し、調査対象者総数を3万人とする標本設計にて、アンケートへの協力を依頼した。対象者総数での施設区分ごとの内訳を表1に示す。

## ◆調査方法

調査方法は、2021年11月12日時点の会員登録情報を利用し、調査対象者へ書面（図1）にて協力を依頼した。回答は、Webアンケートにて実施した。回収状況は、全体で3,461人、回収率は約11.5%であった。

## ◆結果の概要

前回との比較では、「2020年度卒業」の回答者割合の増加、「従たる勤務先なし」の減少、「従

### 表1　調査対象者の施設区分内訳

| 施設区分 | | 人数 |
|---|---|---|
| 国 | 厚生労働省、独立行政法人国立病院機構、国立大学法人、独立行政法人労働者健康安全機構、国立高度専門医療研究センター、独立行政法人地域医療機能推進機構、その他の国の機関 | 819人 |
| 公的医療機関 | 都道府県、市町村、地方独立行政法人、日赤、済生会、北海道社会事業協会、厚生連、国民健康保険団体連合会 | 3,449人 |
| 社会保険関連団体 | 健康保険組合およびその連合会、共済組合およびその連合会、国民健康保険組合 | 299人 |
| 医療法人 | 医療法人 | 17,087人 |
| 個人 | 個人 | 1,098人 |
| その他 | 公益法人、私立学校法人、社会福祉法人、医療生協、会社、その他の法人 | 7,248人 |

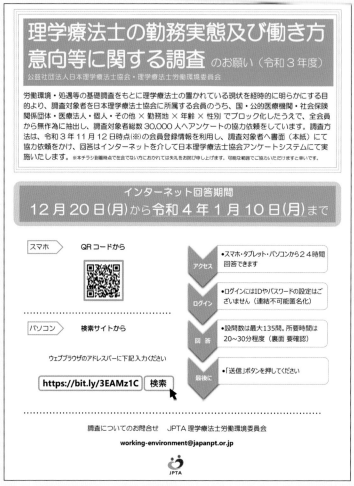

**図1　調査対象者への依頼書面**

たる勤務先での労働時間」の増加が、特徴的な変化となっている。

　また、国の実施した「令和2年度転職者実態調査」（厚生労働省）との比較では、「転職理由」において「経験を積みたい」というキャリア形成に前向きな理由が多く、「（将来への）具体的な不安」では収入面、健康面、生活や人間関係の不安等が高くなっている。

　前回と同じく、やりがいは感じているという全体像は示されている。また、産前産後、育児、介護を理由とした退職者にあって、どのような取り組みがあれば退職せずに勤務を継続できたと思うか、に関する設問については、収入の増加、および勤務交替人員の確保などの労働環境面の整備に加えて、キャリア形成を遅らせない仕組みを求める声が回答に示されている。調査結果の詳細については、125頁をご参照いただきたい。

　今後も理学療法士の労働環境の実態と変化について、社会情勢に鑑みながら、多面的・経年的に捉えられるような基礎資料作成を継続していく。

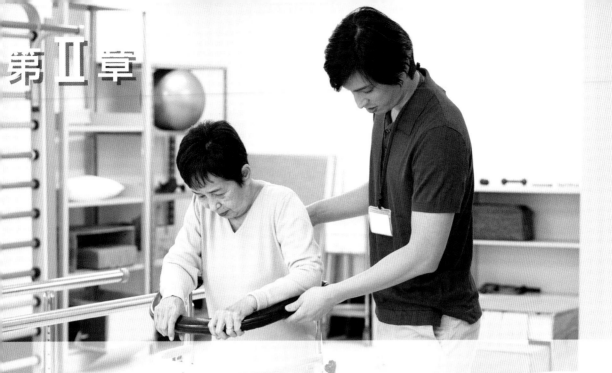

# 第Ⅱ章

# 理学療法士の養成と生涯学習

## はじめに

本会では、会員の知識・技術・資質の向上、ならびに国民の保健・医療・リハビリテーションの向上に努めるべく、卒後からの系統的な生涯教育の一環とすることを目的に、「生涯学習システム」を立ち上げた。本生涯学習システムは、1994年から新人教育プログラムを試行運用し、1997年の本格運用から2022年に生涯学習制度が刷新されるまで、およそ25年の間、実施されてきた。その間、マスタープランに基づき、それぞれの時代に沿った新人教育プログラムのテーマについて、編成を見直してきた。

1997年には専門理学療法士制度(以下、「専門制度」という。)、2010年に認定理学療法士制度(以下、「認定制度」という。)が導入され、2022年4月からの新たな生涯学習制度(以下、「新制度」という。)にも引き継がれている。

本項では、2022年3月まで運用されていた生涯学習システム(以下、「旧制度」という。)について振り返る。

## 新人教育プログラムの概要

新人教育プログラムは、以下の目標を基盤として新入会員向けに講義が構成されている。

・会員が、本会や士会の組織、役割、歴史などの理解を深める。
・理学療法士としての職業倫理、人間関係、管理・運営、医療法等の理解を深める。
・症例・研究報告や、臨床実習指導の方法論を学び、理学療法の科学性を育成する。

・地域・社会・世界のなかにおける理学療法の動向や立場を認識する。
・基礎から臨床までの理学療法領域の知識を再確認する。

本会入会後、最短1年間のうちに、指定された15単位(2012年度以降入会で、大学・高度専門士養成校出身者は13単位)を取得することで修了となる(表1)。

「理学療法の臨床」(C-1~7)以外の講義については、本会作成の標準スライドを用いて、各士会にて講義を実施した。また、2014年度からは、勤務形態や育児などにより研修会の受講が困難な会員に関して、研修会受講機会の格差是正を目的として、「理学療法の臨床」以外の講義を、eラーニングでも受講できるようにした。「理学療法の臨床」には標準スライドはなく、本会や士会主催の研修会参加、臨床見学受け入れ施設での臨床見学、学会発表等にて単位取得ができるようにした。

## 認定制度・専門制度の概要

認定制度・専門制度は、新人教育プログラム修了者を対象に、特定の学術分野・領域における専門性と社会・職能面における理学療法の専門性を高めることを目的に構築された、本会内の認証資格である(図1)。

認定制度は、7分野23領域からなり、それぞれの認定領域において理学療法技術と知識を有することが認められた者を、認定理学療法士として認定した。専門制度は7分野からなり、

## 表1　新人教育プログラムの単位一覧

| 講座名 | 新テーマ（2012年4月以降） | 旧テーマ（2012年3月まで） | 必須選択の別 | | 修了要件（単位数） |
|---|---|---|---|---|---|
| | | | 必須 | 選択 | |
| 必須初期研修 | A-1　理学療法と倫理 | I-2　職業倫理・管理運営 | I | | I |
| 必須初期研修 | A-2　協会組織と生涯学習システム | I-1　協会組織と生涯学習システム | I | | I |
| 必須初期研修 | A-3　リスクマネジメント（安全管理と感染予防を含む） | II-2　人間関係および労働衛生 | I | | I |
| 必須初期研修 | A-4　人間関係および接遇（労働衛生を含む） | II-2　人間関係および労働衛生 | I | | I |
| 必須初期研修 | A-5　理学療法における関連法規（労働法を含む） | I-4　理学療法士・作業療法士法および関係法規 | I | | I |
| 理学療法の基礎 | B-1　一次救命措置と基本処置 | | | I | 3 |
| | B-2　クリニカルリーズニング | II-1　学問としての理学療法と研究方法論 | | I | |
| | B-3　統計方法論* | II-6　症例検討II | | I | |
| | B-4　症例報告・発表の仕方* | I-6　症例検討I | | I | |
| 理学療法の臨床 | C-1　神経系疾患の理学療法 | I-5　トピックスI | | I | 4 |
| | C-2　運動器疾患の理学療法 | II-5　トピックスII | | I | |
| | C-3　内部障害の理学療法 | III-5　トピックスIII | | I | |
| | C-4　高齢者の理学療法 | II-3　生活環境支援 | | I | |
| | C-5　地域リハビリテーション（生活環境支援を含む） | I-3　地域におけるリハビリテーション | | I | |
| | C-6　症例発表 | III-6　症例検討III | | 3 | |
| | C-7　士会活動・社会貢献 | | | I | |
| 理学療法の専門性 | D-1　社会のなかの理学療法 | II-4　社会のなかの理学療法 III-1　理学療法士と保険制度 | | I | 2 |
| | D-2　生涯学習と理学療法の専門領域 | III-2　生涯学習と理学療法の専門領域 | | I | |
| | D-3　理学療法の研究方法論（EBPTを含む） | II-1　学問としての理学療法と研究方法論 | | I | |
| | D-4　理学療法士のための医療政策論 | | | I | |
| 理学療法における人材の育成 | E-1　臨床実習指導方法論 | III-4　理学療法の教育方法論 | | I | I |
| | E-2　コーチングとティーチング（コミュニケーションスキルを含む） | | | I | |
| | E-3　国際社会と理学療法 | III-3　世界の理学療法 | | I | |

＊理学療法養成校において、学士または高度専門士取得者は免除となる（2012年度入会者より該当）

それぞれの専門分野において理学療法の知識・学術的専門性を有することが認められた者を、専門理学療法士として認定した（表2）。

また、それぞれの資格認定後も、生涯にわたる自己研鑽を継続する者を認定理学療法士・専門理学療法士として定義し、5年ごとの更新を義務づけた。

### 認定理学療法士

認定理学療法士の申請要件は、以下のとおりである。

①新人教育プログラムを修了し、専門分野登録後2年経過していること

②協会指定研修を受講済であること

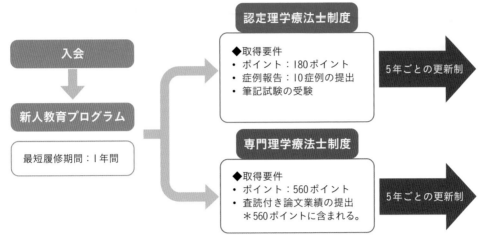

**図1　旧制度における生涯学習の流れ**

**表2　専門理学療法士（7分野）、認定理学療法士（23領域）と行動目標**

| 専門理学療法士<br>（7分野） | 認定理学療法士<br>（23領域） | 行動目標 |
|---|---|---|
| 1. 基礎理学療法 | 1) ひとを対象とした基礎領域 | ひとを対象とした基礎理学療法の知識と技能を修得し、一定の経験を有し、安全で適切に実践することができる |
| | 2) 動物・培養細胞を対象とした基礎領域 | 実験動物や培養細胞に関する基礎理学療法の知識と技術を修得し、一定の経験を有し、安全で適切に実践することができる |
| 2. 神経理学療法 | 1) 脳卒中 | 脳卒中・頭部外傷に代表される神経障害の理学療法に関する知識と技能を修得し、一定の経験を有し、安全で適切に実践することができる |
| | 2) 神経筋障害 | 神経筋疾患に代表される神経障害の理学療法に関する知識と技能を修得し、一定の経験を有し、安全で適切に実践することができる |
| | 3) 脊髄障害 | 脊髄損傷などに代表される神経障害の理学療法に関する知識と技能を修得し、一定の経験を有し、安全で適切に実践することができる |
| | 4) 発達障害 | 心身の発達障害の理学療法に関する知識と技能を修得し、一定の経験を有し、安全で適切に実践することができる |
| 3. 運動器理学療法 | 1) 運動器 | 骨関節疾患などに代表される運動器障害の理学療法に関する知識と技能を修得し、一定の経験を有し、安全で適切に実践することができる |
| | 2) 切断 | 壊死、腫瘍、外傷疾患などに代表される四肢切断の理学療法に関する知識と技能を修得し、一定の経験を有し、安全で適切に実践することができる |
| | 3) スポーツ理学療法 | スポーツに関連した外傷・障害に代表される理学療法に関する知識と技能を修得し、一定の経験を有し、安全で適切に実践することができる |
| | 4) 徒手理学療法 | 徒手理学療法に関する知識と技能を修得し、一定の経験を有し、安全で適切に実践することができる |
| 4. 内部障害理学療法 | 1) 循環 | 心大血管疾患、心循環機能低下などに代表される循環障害の理学療法に関する知識と技能を修得し、一定の経験を有し、安全で適切に実践することができる |
| | 2) 呼吸 | 呼吸器疾患、呼吸機能低下などに代表される呼吸障害の理学療法に関する知識と技能を修得し、一定の経験を有し、安全で適切に実践することができる |
| | 3) 代謝 | 糖尿病、肥満症、脂質異常症などに代表される代謝障害の理学療法に関する知識と技能を修得し、一定の経験を有し、安全で適切に実践することができる |

表2　つづき

| 専門理学療法士<br>（7分野） | 認定理学療法士<br>（23領域） | 行動目標 |
|---|---|---|
| 5. 生活環境支援<br>理学療法 | 1) 地域理学療法 | 地域・在宅における理学療法に関する知識と技能を修得し、一定の経験を有し、安全で適切に実践することができる |
| | 2) 健康増進・参加 | 健康増進・参加に関する理学療法の知識と技能を修得し、一定の経験を有し、安全で適切に実践することができる |
| | 3) 介護予防 | 介護予防ならびに障害予防に関する理学療法の知識と技能を修得し、一定の経験を有し、安全で適切に実践することができる |
| | 4) 補装具 | 義肢・装具や福祉機器・用具に関する知識と技能を修得し、一定の経験を有し、安全で適切に実践することができる |
| 6. 物理療法 | 1) 物理療法 | 光線、電気などの物理的な刺激を生体に適用するための知識と技能を修得し、一定の経験を有し、安全で適切に実践することができる |
| | 2) 褥瘡・創傷ケア | 創傷ケアなどに関する物理療法の知識と技能を修得し、一定の経験を有し、安全で適切に実践することができる |
| | 3) 疼痛管理 | 疼痛に関する物理療法の知識と技能を修得し、一定の経験を有し、安全で適切に実践することができる |
| 7. 教育管理理学<br>療法 | 1) 臨床教育 | 臨床教育（卒前および卒後）に関する知識と技能を修得し、一定の経験を有し、安全で適切に実践することができる |
| | 2) 管理・運営 | 職場の労務管理・運営および衛生管理・運営に関する知識と技能を修得し、一定の経験を有し、安全で適切に実践することができる |
| | 3) 学校教育 | 理学療法士養成教育に関する知識と技能を修得し、一定の経験を有し、適切に実践することができる |

③申請する領域の認定必須研修会を受講済であること
④各領域の履修要件に即した活動で100ポイントを取得していること
⑤症例報告10症例（基礎領域においてはレビューレポート）が提出できること

　上記の要件を満たした者のみ、認定試験の受験資格を与えられる。認定試験は、5肢択一形式となっており、共通問題9問、専門領域に関する問題15問の計24問から構成される。ポイント・症例報告・試験の3つの審査がすべて合格の場合のみ、認定理学療法士として認定される。

## 専門理学療法士

　専門理学療法士の申請要件は、以下のとおりである。
①新人教育プログラムを修了し、専門分野登録

後5年以上経過していること
②以下の履修要件に沿った活動で560ポイントを取得していること
・学術ポイント（200ポイント）：研究に関する業績、または学術の発展に寄与する業績〔最低 1 編以上の研究論文（査読付き投稿論文）の提出を含む〕
・教育ポイント（100ポイント）：指導的働きかけ、あるいは後進の育成に寄与する業績
・分野別ポイント（80ポイント）：各専門分野が個別に指定した業績
・臨床実践ポイント（180ポイント）：認定理学療法士を有する、もしくはそれと同等の業績

上記要件に沿ったポイントが正しく申請できた場合のみ、専門理学療法士として認定される。

## 認定・専門理学療法士の更新制度

認定・専門理学療法士はそれぞれ、取得後5年目にあたる年度に、更新申請を行うことで、資格を維持できる。

認定理学療法士更新のための要件は、専門的臨床技能の維持・研鑽のための活動における160ポイントの取得と、事例・症例報告（またはレビューレポート）10症例の提出である。

専門理学療法士更新のための要件は、学術的専門性を高く維持・研鑽するための活動における160ポイント（うち、学術的活動における80ポイントを必須とする）の取得である。

## おわりに

本会が旧制度を開始した当時の理学療法士は、その多くが少人数の職場環境にあり職場内教育体制が十分ではなく、また、理学療法士を養成する大学の開設時期でもあって、科学としての理学療法を高める内容を補うことに主眼が置かれていた。

現在では、地域包括ケアシステムの深化・推進に向けた国の社会保障の見直しとともに、社会から要請される理学療法士の臨床技能を担保する必要性が生じ、旧制度の内容では不十分となった。2022年度は、2016年度から慎重に議論を重ねて構築した新制度を開始した、大きな変革の年となった。

# 新生涯学習制度関連事業

## はじめに

2022年度から、新生涯学習制度（以下、「新制度」という。）を開始することとなった。入会後の最初の2年間を前期研修、その後の3年間を後期研修とし、後期研修修了者には「登録理学療法士」の称号が付与される。

新制度は、幅広い総合的な生涯学習（登録理学療法士の維持）を基盤としつつ、専門分野をより高めている。認定理学療法士に関しては、臨床実践分野において秀でている理学療法士を育成するため、認定看護師教育を模倣した仕組みを導入した。専門理学療法士に関しては、学問的指向性の高い理学療法士を育成するため、リハビリテーション医学会などの専門医制度を模倣した仕組みを導入した。

## 登録理学療法士制度

### 登録理学療法士の取得（前期研修・後期研修）

前期研修は、座学22コマと実地研修32コマから構成される。旧生涯学習制度（以下、「旧制度」という。）の新人教育プログラムからは講義数や内容を一新するとともに、「C：理学療法の専門性」では、医師と理学療法士で1講義を構成する新たな講義の形とした（表1）。

実地研修は、各施設におけるOJTを主体とした、質の高い職場内研修普及を目的に導入された。実地指導者となる登録理学療法士が当該施設に在籍している場合は、その施設にて受講する。本会で作成した新人理学療法士職員研修ガイドラインを普及させるとともに、円滑に実地研修が実施されるよう、各施設の施設会員代表者への広報にも努めた。なお、登録理学療法士が在籍していない場合は、「他施設での見学研修」「eラーニング」「症例検討会の聴講」から選択して受講する。eラーニングでは、実際の言動や動作、シチュエーションなどを織りまぜ、講義内容をより現実的に捉えて学習できるよう、講義形式の動画だけではなく、再現ドラマや実技形式の動画もあわせて制作した。

後期研修は、座学51コマと実地経験3年（36カ月）から構成される。前期研修同様に医師のほか、公認心理士や管理栄養士、社会福祉士の他職種による講義を取り入れた（表2）。「E：領域別研修（事例）」は症例検討会である。士会主催症例検討会以外に、一定の基準において、職場内で開催する症例検討会を所属する士会が認めることで履修できる士会承認制度を導入した。前期研修では実地研修、後期研修では症例検討会が生涯学習制度と連動することで、入職時より継続した職場内教育が実施され、各職場で活性化することを期待している。

「実地経験」は、3年（36カ月）を履修期間とし、本会に在会、かつ会員マイページに勤務先登録を行っていることを条件とした。会員の多様な雇用状況や就業環境などを考慮した条件とするとともに、実地経験を新包括的会員管理システムで自動的に管理できる機能を構築した。

## 表1　前期研修の概要

| 講座名 | | 講義テーマ | コマ数 |
|---|---|---|---|
| 座学 | A：初期研修 | A-1：職業人と倫理 | 1 |
| | | A-2：協会組織 | 1 |
| | | A-3：人間関係および接遇 | 1 |
| | | A-4：理学療法における関係法規 | 1 |
| | | A-5：理学療法における情報管理 | 1 |
| | | A-6：生涯学習について | 1 |
| | B：理学療法の基礎 | B-1：一次救命処置と基本処置 | 1 |
| | | B-2：クリニカルリーズニング（臨床推論） | 1 |
| | | B-3：理学療法の研究方法論 | 1 |
| | | B-4：統計方法論 | 1 |
| | | B-5：症例報告・発表の仕方 | 1 |
| | | B-6：リスクマネジメント（医療安全） | 1 |
| | C：理学療法の専門性 | C-1：神経系疾患の理学療法 | 2 |
| | | C-2：運動器疾患の理学療法 | 2 |
| | | C-3：内部障害の理学療法 | 2 |
| | | C-4：予防領域の理学療法 | 2 |
| | | C-5：チーム医療の中の理学療法 | 1 |
| | | C-6：がんのリハビリテーション | 1 |
| 実地研修 | D：実地研修 | D-1(イ)：自施設にて本会作成ガイドラインに基づき受講<br>D-1(ロ)：自施設にて施設独自のプログラムにより受講<br>D-2：「他施設での見学研修」「e ラーニング」「症例検討会の聴講」 | 32 |

## 表2　後期研修の概要

| 講座名 | | 講義テーマ | コマ数 |
|---|---|---|---|
| 座学 | A：臨床推論 | A-1：理学療法診断学① | 1 |
| | | A-2：理学療法診断学② | 1 |
| | | A-3：画像診断学 | 2 |
| | B：臨床疫学（演習） | B-1：臨床疫学Ⅰ、Ⅱ | 2 |
| | | B-2：文献検索演習 | 2 |
| | C：領域別研修（座学） | C-1：神経系理学療法学 | 27 |
| | | ①脳血管障害の理学療法Ⅰ、Ⅱ | |
| | | ②神経変性疾患の理学療法Ⅰ、Ⅱ | |
| | | ③脳性麻痺・発達障害の理学療法Ⅰ、Ⅱ | |
| | | ④士会オリジナル神経系理学療法 | |
| | | C-2：運動器系理学療法学 | |
| | | ①外傷性・変形性疾患の理学療法Ⅰ、Ⅱ | |
| | | ②スポーツ障害の理学療法Ⅰ、Ⅱ | |
| | | ③脊椎疾患の理学療法Ⅰ、Ⅱ | |
| | | ④士会オリジナル運動器系理学療法 | |
| | | C-3：内部障害系理学療法学 | |
| | | ①呼吸器疾患の理学療法Ⅰ、Ⅱ | |
| | | ②循環器疾患の理学療法Ⅰ、Ⅱ | |

表2 つづき

| 講座名 | | 講義テーマ | コマ数 |
|---|---|---|---|
| 座学 | C：領域別研修（座学） | ③代謝系疾患の理学療法Ⅰ、Ⅱ | 27 |
| | | ④士会オリジナル内部障害系理学療法 | |
| | | C-4：病期別理学療法学 | |
| | | ①老年期障害の理学療法 | |
| | | ②生活期の理学療法 | |
| | | ③終末期の理学療法 | |
| | | ④士会オリジナル病期別理学療法 | |
| | | C-5：周辺領域と理学療法 | |
| | | ①公的保険外活動と理学療法 | |
| | | ②国際協力と理学療法 | |
| | | ③保健福祉行政と理学療法 | |
| | | ④精神心理と理学療法 | |
| | | ⑤学校保健等教育領域と理学療法 | |
| | D：関連領域 | D-1：栄養学 | 1 |
| | | D-2：創傷治療学 | 1 |
| | | D-3：薬理学 | 1 |
| | | D-4：福祉住環境総論 | 2 |
| | E：領域別研修（事例） | E-1：神経系理学療法学 | 2 |
| | | E-2：運動器障害系理学療法学 | 2 |
| | | E-3：内部障害系理学療法学 | 2 |
| | E：領域別研修（育成） | E-4：臨床実習指導 | 2 |
| | | E-5：臨床教育方法論 | 2 |
| | | E-6：ティーチングとコーチング | 1 |
| | F：最近の知見 | F-1：神経系領域の最近の知見 | 1 |
| | | F-2：運動器系領域の最近の知見 | 1 |
| | | F-3：内部障害系の最近の知見 | 1 |
| | | F-4：基礎・公衆衛生領域の最近の知見 | 1 |
| | | F-5：その他の関連領域に関する最近の知見 | 1 |
| | | F-6：トピックス①（公認心理師の役割） | 1 |
| | | F-6：トピックス②（管理栄養士・栄養士の役割） | |
| | | F-6：トピックス③（社会福祉士の役割） | |
| | | F-7：協会の方針 | 1 |
| | | F-8：世界の動向 | 1 |
| 実地経験 | 3年（36カ月） | | |

## 登録理学療法士の更新

　登録理学療法士は5年ごとの更新制とし、更新要件は「ポイントの取得」「更新時研修の受講」の2つである（図1）。

　「ポイントの取得」は、ジェネラリストとして幅広く総合的に研鑽を積むことのできる仕組みとして、「カリキュラムコード」による学習を導入した。合計170のカリキュラムコードを設け、研修会や学会などに1つ設定される。これらのポイントを取得することで、個人の興味・関心や従事する特定の分野に偏ることなく、生涯にわたり理学療法士として必要な知識や技能などを身につけられるように、継続的な生涯

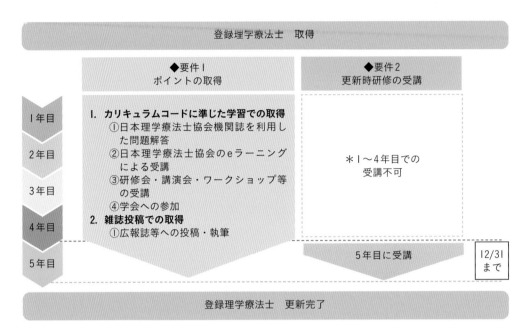

**図1 登録理学療法士の更新**

学習を支援する。

　また、これまではOff-JTとして、職場以外での士会などの学会や研修会で研鑽を積むことも多く、これにより、居住地域や働き方、ライフイベントなどによって研鑽機会に差が生まれていた。新制度では一定の基準において、所属する士会が職場内の勉強会などを認めることで更新ポイントが取得できる士会承認制度を導入した。職場基盤型研修により、先述の課題に対応するとともに、職場内の質管理マネジメントなどに新制度が活用されることを期待している。

## 認定・専門理学療法士更新制度

### 認定・専門理学療法士の取得

　認定理学療法士は、「指定研修カリキュラムの受講」「臨床認定カリキュラムの受講」「日本理学療法学術研修大会の参加」の3つの履修要件をすべて満たし、認定試験に合格することで、資格を取得できる。

　指定研修カリキュラムは、認定理学療法士および専門理学療法士共通の内容として、医療安全学やチーム医療論などの全12科目から構成され、eラーニングで受講できる。一部科目は医師などの他職種、専門家へ講義を依頼し、より専門的内容へ充実を図った（表3）。

　臨床認定カリキュラムを実施するため、教育機関となる組織を全国から公募したところ、士会や病院、大学、専門学校などの多様な組織から多くの申請があった。審査の結果、21分野中18分野、合計155施設を認可した（表4）。

　また、指定研修カリキュラム（全12科目）および臨床認定カリキュラム（必須科目）について、講義内容のシラバスを作成した。シラバスでは、概要やねらいのほか、各単元の項目ごとに履修する内容を示した。これらの内容に基づき、各教育機関において臨床認定カリキュラムに関する講義が実施される。

　専門理学療法士は、「指定研修カリキュラムの受講」「ブロック学会参加」「都道府県学会参加」「日本理学療法学会連合の会員団体が主催

表3　指定研修カリキュラム科目（12科目）

| 科目名 | | |
|---|---|---|
| 医療安全学：医療倫理 | チーム医療論（タスクシフト／シェア含む） | 臨床推論 |
| 医療安全学：医療安全管理 | 相談・指導 | 運動学習 |
| 医療安全学：理学療法管理 | 認定・専門理学療法士の役割：科学と政策提言 | 労務・職場管理 |
| 医療安全学：感染管理 | 医療面接 | 足病変予防の理学療法（共通編） |

表4　分野別認定理学士臨床認定カリキュラム機関数（155施設）

| 分野 | 施設数 |
|---|---|
| 脳卒中 | 45 |
| 神経筋障害 | 4 |
| 脊髄障害 | 6 |
| 発達障害 | 2 |
| 運動器 | 29 |
| 切断 | 2 |
| 徒手理学療法 | 3 |
| スポーツ理学療法 | 8 |
| 循環 | 11 |
| 呼吸 | 13 |
| 代謝 | 4 |
| 地域理学療法 | 11 |
| 介護予防 | 5 |
| 補装具 | 3 |
| 物理療法 | 1 |
| 臨床教育 | 1 |
| 管理・運営 | 6 |
| 学校教育 | 1 |
| 総計 | 155 |

＊健康増進・参加／褥瘡・創傷ケア／疼痛管理は開講なし

## 認定理学療法士および専門理学療法士の更新

　認定理学療法士および専門理学療法士は5年ごとの更新制とする。更新要件は同一であり、「都道府県理学療法士会学術雑誌への投稿（筆頭著者に限る）、ブロック主催学会での一般発表の筆頭演者、都道府県理学療法士学会での一般発表の筆頭演者のいずれか」「維持・研鑽のための活動における100点の取得」「更新時研修」の3つである。

　維持・研鑽のための活動における100点の取得は、更新にかかわる点数基準を新たに規定し、5つの項目（学会参加、講習会・研修会の受講、論文・著作、学会での発表など、講習会・研修会の講師など）から構成される（表5）。

　更新時研修は、共通4コマ（医療安全学：医療倫理、医療安全管理、理学療法管理、感染管理）と分野別研修1コマで構成され、分野別研修は専門性を高めるため、日本理学療法学会連合へ制作を委託した。

## おわりに

　2021年度は新制度開始前の1年であり、各種制度内容および運用の詳細を決定した。また、旧制度から新制度へ円滑に移行できるよう、会員や士会へも周知を行った年であった。

の学術大会での発表」「点数基準に該当する査読付き原著論文1編」の5つの履修要件をすべて満たし、口頭試問に合格することで資格を取得できる。

　「点数基準に該当する査読付き原著論文1編」では、本会が指定する英文雑誌Aおよび英文雑誌B、和文雑誌のなかで、査読付き原著論文1編を作成することを要件とした。

第Ⅱ章　理学療法士の養成と生涯学習

## 表5　認定・専門理学療法士更新にかかわる点数基準

| 大項目 | 項目 | | | 選択・必須 | 履修点数 | 備考 |
|---|---|---|---|---|---|---|
| 0. 必須要件 | 0-1) | 都道府県理学療法士会の学術大会での一般発表(指定演題含む)の筆頭演者 | | 必須(いずれか1つ) | - | 0-3)雑誌への投稿は採択されることを条件とする |
| | 0-2) | ブロック主催の学術大会での一般発表(指定演題含む)の筆頭演者 | | | - | |
| | 0-3) | 都道府県理学療法士会学術雑誌への投稿(筆頭著者に限る) | | | - | |
| 1. 学会参加 | 1-1) | 都道府県理学療法士会、ブロック、日本理学療法学会連合の会員団体が主催の学術大会 | | 選択 | 最小単位学習時間 30分＝0.5点 例：1日(9時〜17時)の場合、8時間＝8点 | 点数は学習時間を表す |
| 2. 講習会・研修会の受講 | 2-1) | 日本理学療法学術研修大会 | | 選択 | | |
| | 2-2) | 協会主催の研修会 | | 選択 | | |
| | 2-3) | 都道府県理学療法士会、ブロック主催の研修会・学術研修大会、理学療法士講習 | | 選択 | | |
| | 2-4) | 協会のeラーニング | | 選択 | | |
| 3. 論文・著作 | 協会で指定した英文雑誌A | 3-1) | 筆頭著者 | 選択 | 80 | いずれの分野でも使用可 |
| | 協会で指定した英文雑誌B | 3-2) | 筆頭著者 | 選択 | 60 | |
| | 協会で指定した和文雑誌 | 3-3) | 筆頭著者 | 選択 | 40 | |
| 4. 学会での発表等 | 4-1) | 都道府県理学療法士会、ブロック、日本理学療法学会連合の会員団体が主催の学術大会での一般発表(指定演題を含む)の筆頭演者 | | 選択 | 20 | |
| | 4-2) | 都道府県理学療法士会、ブロック、日本理学療法学会連合の会員団体が主催の学術大会での講演講師・シンポジスト・パネリスト | | 選択 | 20 | |
| | 4-3) | 都道府県理学療法士会、ブロック、日本理学療法学会連合の会員団体が主催の学術大会での座長(司会・ファシリテータを含む) | | 選択 | 10 | |
| | 4-4) | 都道府県理学療法士会、ブロック、日本理学療法学会連合の会員団体が主催の学術大会での演題査読 | | 選択 | 5 | 4-4)担当演題まとめて1件とする。学会終了日が点数取得日となる。 |
| 5. 講習会・研修会の講師等 | 5-1) | 協会、都道府県理学療法士会、ブロック主催の研修会の講師・シンポジスト・パネリスト(学術研修大会を含む)　認定理学療法士臨床認定カリキュラム教育機関の講師 | | 選択 | 20 | 5-1)補助講師も含む |
| | 5-2) | 協会、都道府県理学療法士会、ブロック主催の研修会・症例検討会での座長(司会・ファシリテータを含む) | | 選択 | 10 | |

# 3 臨床実習指導者講習会事業

## はじめに

　高齢化の進展に伴う医療需要の増大や地域包括ケアシステムの構築などにより、理学療法士および作業療法士に求められる役割や知識などが変化している。この状況を踏まえ、質の高い理学療法士および作業療法士を育成するため、厚生労働省では2017年6月から「理学療法士・作業療法士学校養成施設カリキュラムなど改善検討会」が開催され、同年12月25日に報告書が取りまとめられた。これに伴い、2018年10月5日に「理学療法士作業療法士学校養成施設指定規則の一部を改正する省令」「理学療法士作業療法士養成施設指導ガイドライン」および「理学療法士作業療法士臨床実習指導者講習会の開催指針」が定められ、2020年4月1日から新たな指定規則が施行された。

## 中央講習会の開催

　臨床実習指導者講習会の開催にあたっては、臨床実習指導者の養成において適切な指導が行われることを目的に、2019年度より本会で「中央講習会」を開催した。都道府県講習会での講師・世話人は、中央講習会修了者から選定される。

　中央講習会は2019年2〜7月まで開催し、1,007名が修了した。2020年度も開催予定であったが、新型コロナウイルス感染症の影響により中止となった。

## オンラインツールを利用した新たな開催形式

　2020年度、中央講習会を中止せざるを得ない状況が続き、臨床実習指導者の養成に大きな支障をきたしたこと、かつ、離島などに所属する会員の受講に係る利便性など、かねてからの課題もあったことから、将来を含めた臨床実習指導者講習会のあり方や開催形式についての検討会が設置された。検討会から、オンラインツールを利用した新たな開催形式（オンライン開催）の方法が報告されたことにより、2021年度は都道府県講習会においても臨床実習指導者のための講習を開催できるよう、準備を進めた。

　都道府県講習会をオンライン形式で開催するにあたっては、事前の練習会を、本会にて行った。練習会には、オンライン講習会を運営する士会担当者が出席した。オンライン講習会は講義のみではなく、演習形式の内容も含まれる。そこで、講習会の全体的な進め方や演習形式の実施方法など、講習会をオンラインで開催するにあたって必要な事項を伝達した。

　また、練習会では、オンライン講習会で士会が工夫している取り組みなどの好事例を紹介し「横展開」することで、各士会でのオンライン講習会の質向上にも寄与した。2021年度に計3回の練習会を行い、全国の都道府県から199名が参加した。

## 都道府県講習会の開催について

　2021年8月より、都道府県においても本格

## 表1　臨床実習指導者講習会の月別開催回数（2021年度）

| 士会No | 士会 | 4月 | 5月 | 6月 | 7月 | 8月 | 9月 | 10月 | 11月 | 12月 | 1月 | 2月 | 3月 | 開催回数 |
|---|---|---|---|---|---|---|---|---|---|---|---|---|---|---|
| 1 | 北海道 | 0 | 0 | 0 | 1 | 1 | 3 | 1 | 1 | 1 | 1 | 1 | 0 | 10 |
| 2 | 青森 | 0 | 0 | 0 | 0 | 0 | 0 | 0 | 1 | 1 | 0 | 0 | 1 | 3 |
| 3 | 秋田 | 0 | 0 | 0 | 1 | 0 | 1 | 0 | 1 | 0 | 0 | 0 | 0 | 3 |
| 4 | 岩手 | 0 | 0 | 0 | 0 | 0 | 0 | 1 | 2 | 0 | 0 | 0 | 0 | 3 |
| 5 | 宮城 | 0 | 0 | 0 | 0 | 0 | 0 | 1 | 0 | 2 | 1 | 0 | 1 | 5 |
| 6 | 山形 | 0 | 0 | 0 | 0 | 1 | 0 | 0 | 0 | 0 | 0 | 0 | 0 | 1 |
| 7 | 福島 | 0 | 0 | 0 | 0 | 0 | 0 | 1 | 1 | 1 | 1 | 1 | 0 | 5 |
| 8 | 茨城 | 0 | 0 | 0 | 1 | 0 | 0 | 0 | 0 | 1 | 0 | 1 | 0 | 3 |
| 9 | 栃木 | 0 | 0 | 0 | 0 | 0 | 0 | 0 | 0 | 0 | 0 | 0 | 1 | 1 |
| 10 | 群馬 | 0 | 0 | 0 | 1 | 2 | 1 | 1 | 1 | 1 | 2 | 1 | 0 | 10 |
| 11 | 埼玉 | 0 | 0 | 2 | 0 | 0 | 3 | 3 | 2 | 0 | 1 | 1 | 6 | 18 |
| 12 | 千葉 | 0 | 0 | 0 | 0 | 2 | 3 | 3 | 3 | 1 | 2 | 1 | 1 | 16 |
| 13 | 東京 | 0 | 0 | 1 | 3 | 0 | 0 | 5 | 5 | 4 | 1 | 2 | 6 | 27 |
| 14 | 神奈川 | 0 | 0 | 0 | 1 | 0 | 0 | 2 | 1 | 1 | 1 | 2 | 1 | 9 |
| 15 | 新潟 | 1 | 0 | 0 | 0 | 0 | 1 | 1 | 1 | 0 | 0 | 0 | 1 | 5 |
| 16 | 富山 | 0 | 0 | 0 | 0 | 1 | 0 | 0 | 0 | 0 | 0 | 1 | 0 | 2 |
| 17 | 石川 | 0 | 0 | 0 | 0 | 0 | 0 | 0 | 1 | 1 | 0 | 1 | 0 | 3 |
| 18 | 福井 | 0 | 0 | 0 | 0 | 0 | 0 | 1 | 0 | 0 | 0 | 0 | 0 | 1 |
| 19 | 山梨 | 0 | 0 | 0 | 0 | 0 | 0 | 0 | 1 | 1 | 1 | 1 | 1 | 5 |
| 20 | 長野 | 0 | 0 | 0 | 0 | 0 | 0 | 1 | 1 | 0 | 1 | 0 | 1 | 4 |
| 21 | 静岡 | 0 | 0 | 0 | 0 | 0 | 0 | 1 | 1 | 2 | 0 | 0 | 0 | 4 |
| 22 | 岐阜 | 0 | 0 | 0 | 0 | 0 | 0 | 1 | 0 | 1 | 1 | 0 | 0 | 3 |
| 23 | 愛知 | 1 | 1 | 0 | 3 | 3 | 1 | 5 | 4 | 2 | 1 | 3 | 3 | 27 |
| 24 | 三重 | 0 | 0 | 0 | 0 | 0 | 1 | 1 | 1 | 0 | 0 | 0 | 1 | 4 |
| 25 | 京都 | 0 | 0 | 0 | 0 | 0 | 0 | 0 | 0 | 0 | 1 | 2 | 2 | 5 |
| 26 | 滋賀 | 0 | 0 | 0 | 0 | 0 | 0 | 0 | 1 | 0 | 0 | 0 | 0 | 1 |
| 27 | 奈良 | 0 | 0 | 2 | 1 | 0 | 1 | 0 | 2 | 1 | 0 | 1 | 1 | 9 |
| 28 | 和歌山 | 0 | 0 | 0 | 0 | 0 | 0 | 0 | 0 | 1 | 0 | 0 | 1 | 2 |
| 29 | 大阪 | 0 | 0 | 0 | 4 | 2 | 3 | 2 | 2 | 2 | 4 | 3 | 5 | 27 |
| 30 | 兵庫 | 0 | 0 | 0 | 1 | 0 | 0 | 1 | 2 | 1 | 0 | 0 | 3 | 8 |
| 31 | 岡山 | 0 | 0 | 0 | 1 | 0 | 1 | 0 | 0 | 0 | 1 | 1 | 0 | 4 |
| 32 | 広島 | 0 | 0 | 0 | 0 | 0 | 0 | 0 | 0 | 0 | 1 | 0 | 0 | 1 |
| 33 | 鳥取 | 0 | 0 | 1 | 0 | 0 | 0 | 1 | 1 | 1 | 0 | 1 | 1 | 6 |
| 34 | 島根 | 0 | 0 | 0 | 0 | 0 | 0 | 1 | 0 | 1 | 0 | 0 | 0 | 2 |
| 35 | 山口 | 0 | 0 | 0 | 0 | 0 | 0 | 0 | 1 | 1 | 1 | 0 | 0 | 3 |
| 36 | 徳島 | 1 | 0 | 0 | 0 | 0 | 0 | 0 | 0 | 0 | 1 | 0 | 0 | 2 |
| 37 | 高知 | 0 | 0 | 0 | 0 | 1 | 1 | 1 | 1 | 0 | 0 | 0 | 1 | 5 |
| 38 | 香川 | 0 | 0 | 1 | 0 | 0 | 0 | 0 | 0 | 0 | 0 | 0 | 1 | 2 |
| 39 | 愛媛 | 0 | 0 | 0 | 0 | 0 | 1 | 0 | 1 | 1 | 1 | 0 | 1 | 5 |
| 40 | 福岡 | 0 | 0 | 0 | 0 | 0 | 0 | 0 | 4 | 3 | 4 | 3 | 6 | 20 |
| 41 | 長崎 | 0 | 0 | 0 | 2 | 0 | 0 | 0 | 0 | 1 | 1 | 0 | 0 | 4 |
| 42 | 熊本 | 0 | 0 | 0 | 0 | 0 | 0 | 1 | 1 | 1 | 0 | 0 | 0 | 3 |
| 43 | 大分 | 0 | 0 | 0 | 0 | 1 | 0 | 0 | 1 | 0 | 1 | 1 | 0 | 4 |
| 44 | 佐賀 | 0 | 0 | 0 | 0 | 0 | 0 | 1 | 1 | 0 | 1 | 1 | 0 | 4 |
| 45 | 宮崎 | 0 | 0 | 1 | 0 | 0 | 1 | 0 | 0 | 1 | 0 | 0 | 0 | 3 |
| 46 | 鹿児島 | 0 | 0 | 0 | 0 | 0 | 1 | 3 | 2 | 2 | 1 | 1 | 0 | 10 |
| 47 | 沖縄 | 0 | 0 | 0 | 0 | 0 | 1 | 1 | 1 | 0 | 0 | 0 | 0 | 3 |
| 合計 | | 3 | 1 | 8 | 21 | 14 | 23 | 41 | 49 | 38 | 32 | 29 | 46 | 305 |

的に、オンラインでの臨床実習指導者のための講習会が開始された。開催にあたっては、開催日、会場、講師、世話人、受講者の調整、費用の検討、必要書類の作成と提出など、担当者の業務は多岐にわたる。そこで本会は、中央講習会の開催に加えて、厚生労働省への関係書類の届出、名簿管理、生涯学習管理、修了証の発行、標準テキスト・スライドの提供などの支援を行った。

　2021年4月の徳島県での開催を皮切りに、2021年度末までに全国で305回の講習会が開催され、1万5,834名が修了した。開始直後は、新型コロナウイルス感染症の影響もあり開催件数はさほど多くなかったが、オンラインでの講習会が開始となった8月以降、急激に開催件数が増加した（表1）。

　オンラインでの講習会は、「リアクションが把握しにくい」「気軽に交流しにくい」といったデメリットの声も聞かれたが、特に大きなトラブルもなく運営されている。会員からは、「会場に向かうための時間や費用が少なくて済む」、士会からは「会場設営等の手間が省ける」など、好意的な声も多く聞かれた。離島や交通の便の悪い地域に居住している会員にとっては、ウィズコロナ／アフターコロナの時代においても、一定程度、オンライン形式での講習会開催を継続することが望まれる。

## おわりに

　新型コロナウイルス感染症の影響により、2019年度末から臨床実習指導者講習会の開催が困難となっていたが、2021年度にオンラインツールを利用した新たな開催形式を確立することができ、養成の質を担保しながら、これまでの累計で、約3万人が修了した。2021年度までの養成目標が1万4,000人であったため、当初の養成目標を大きく上回り達成することができた。

　講習会の修了が臨床実習指導者の要件となることから、指導者が不足して臨床実習を実施できなくなることが懸念されていた。しかし、講師・世話人や都道府県協議会の担当者の尽力により指導者が確保された結果、現状では臨床実習に大きな支障をきたしていない。

　今後は、指導者の養成のみならず、養成した指導者のブラッシュアップを目的とした講習会なども計画し、臨床実習の質を高めていきたい。

第Ⅱ章　理学療法士の養成と生涯学習

# 開催報告：第55回日本理学療法学術研修大会2020 in おおいた

## はじめに

第55回日本理学療法学術研修大会2020 inおおいた（以下、「本研修大会」という。）は、2021年5月29日（土）・30日（日）の2日間にわたり開催された。本来は、2020年5月に開催予定であったが、新型コロナウイルス感染症の影響により1年の開催延期となった。大分県の別府国際コンベンションセンターを配信基地として、学術研修大会で初めてとなるオンライン形式で開催された。

大会テーマは、「100年ライフに必要な「はたらく」を構築する～目標達成に向けた臨床理学療法の確立～」である。人生100年時代のなかで、人々がそれぞれの家庭や地域での役割、また就労などにおいて「はたらく」という目標を達成することが望まれており、そのためには私たち理学療法士が、臨床理学療法を提供していくことが必要となっている。加えて、理学療法士個人が、社会から評価・分析され、選択される時代にもなっている。これらを踏まえ、多様な意味をもつ「はたらく」ことに焦点を当て、これに向けた臨床理学療法を構築することを、大会テーマとした。

## 大会プログラム

### 7つのコンセプトに基づくプログラム作成

大会プログラムは、職歴では新人からベテランまで、臨床では急性期から回復期・生活期まで、さらに研究・教育までを含む、理学療法士を取り巻くすべての領域を意識し、表1に示す7つのコンセプトに沿って企画した。

7つのコンセプトに基づきつつ、臨床理学療法における「気づき」や「アセスメント」、また、臨床理学療法の構築に関する講義内容とするため、全29件のプログラムを企画した。各研修は3時間で完結する内容で、最大で6件の研修を受講できるようにした（図1）。

また、本研修大会の事前学習として、学習効果の向上および本会会員全体における理学療法の質の向上につなげることを目的として、本研修大会の基本となる座学部分について、eラーニングを2件実施した。

さらに、大分県の特徴でもある障がい者就労の場、別府・亀川地区にある「太陽の家」から学ぶことを目的に、就労を含む障がい者の自立支援に関する地域共生社会の提案として、実際に就労されている障がい者の方々からのメッセージや参加者を含めたディスカッションを、特別企画として行った。加えて、100年ライフをともに生きる「これからのまちづくり」をテーマとして、シンポジウムを行った。

### オンライン機器展示

機器展示については今回、オンライン機器展示を初めて企画した。開催延期に伴い、出展を希望する企業が見合わせている状況もあったが、各企業のPR動画や広告画像などを大会ホームページに掲載することで、数多くの協賛を得ることができた。さらに、企業展示には

表1　大会プログラム作成にあたっての7つのコンセプト

| コンセプト | 概要 |
|---|---|
| 1. 臨床能力を高める企画 | 明日からの臨床理学療法につながるアセスメントや気づきを得るために、講義中に症例検討や動画での提示などを活用し、臨床能力を高める企画を行う。 |
| 2. 組織構成の半数以上を占める若手〜中堅が参加しやすい企画 | 参加者のニーズに即し、臨床理学療法を中心にした企画を中堅理学療法士が考える。また、参加者数の増加を考え、参加費を低く設定することや、生涯学習ポイントが取得できる企画を行う。さらには、意欲的な理学療法士が症例発表を行うエントリー枠を設定する。 |
| 3. 科学的根拠に基づく臨床理学療法の構築 | 文献的な裏づけの提示、データに基づく展開、エビデンスレベルに応じた言葉の選択、統計リテラシーを向上させるための内容などを講師へ依頼し、講義内容に入れる。 |
| 4. 地域からのニーズに対応できる人材の育成 | 地域包括ケアシステム、さらには地域共生社会の構築に向けて、地域マネジメントができる人材を育成する。また、そのような人材の育成を目指した組織マネジメントや、予防分野へのかかわりを内包する。 |
| 5. 講師との協働による研修会の運営 | 上記の1〜3について、事前に講師と調整し、研修会の企画・運営を行う。 |
| 6. 障がい者を含む地域共生社会を考える | 理学療法士の原点である「障がい者」について、就労支援、自立支援、地域共生社会のモデルとなった「太陽の家」「亀川地区」（ともに別府市）から学ぶ機会とする。 |
| 7. 地域包括ケアシステムを踏まえた地域づくりを考える | 厚生労働省からの情報、地域の実情、さらにはデータヘルスに関する内容を網羅し、これからのまちづくりのあり方に示唆を与える内容とする。 |

Zoomミーティングのブレイクアウトルームを使用し、各企業への詳細な説明とデモンストレーションを実施した。会期中はブースに参加者を誘導しつつ、各企業とともに学び、意見交換できる機会をセッティングするよう努めた。

企業側の意見として、「関東近郊だと展示できるが、遠いと困難なこともある。オンラインであれば参加しやすい」「企業同士での機器紹介があれば、相互の意見交換もできるのではないか」などの声があった。総じて、通常より多くの意見交換や紹介ができたと好評であった。

## 大会運営

各研修の講義は、事前に録画したものを当日配信する形としたが、講演動画については、事前に録画・編集作業を行った。なお、事前に講師・座長向けに、進行に関する説明会を行ったうえで制作した。

講演動画の事前録画作業については、講師用と運営スタッフ用のマニュアルを作成し、録画方法の統一を行ったうえで、講師1人に対し2人体制で対応・実施した。

本大会当日に向けては、講師用と座長用などに分けてリハーサルを開催し、当日のスケジュールや質疑応答の方法などについて確認・意見交換を行った。また、運営スタッフ向け（配信トラック各担当者）にも当日の配信作業・画面操作について説明会を行い、当日のスムースな進行につなげることができた。

## 大会を終えて

大会当日は各プログラムの聴講のみではなく、ライブでの質疑応答やディスカッションを行い、臨床理学療法の構築、および質の向上に貢献することができた。参加者数は2,502名と、多数の参加が得られた（表2〜4）。時代の変化に柔軟に対応できる人材の育成、および成果の出せる臨床理学療法の確立を念頭に置き、各参加者が自分の役割と向き合った結果、理学療法を社会へと発信していくよい機会となった。

オンライン形式での学術研修大会の開催は初めてということもあり、事前登録費の設定や広報手法、配信に関するさまざまなリスク対応や機器展示方法などに関して苦慮した部分もあったが、今後の新しい学術研修大会のあり方として、示唆を得られるものにもなった。

第Ⅱ章

理学療法士の養成と生涯学習

## ◆大会1日目：2021年5月29日（土）

| | |
|---|---|
| 開会式　9：20～9：40 | |
| 研修1<br>9：50～12：50<br>（180分） | • 運動の効果と可能性を知る！　―理学療法と臓器連関―<br>• 「はたらく」を達成する理学療法　―疼痛医療のグローバルスタンダード ―<br>• 理学療法の新たな可能性　―再生医療と理学療法―<br>• 地域を支える理学療法　―活動の土台となる栄養と理学療法―<br>• 理学療法士育成！　理学療法を伝え、つなぐ　―理学療法教育，臨床実習―<br>• 個人を活かす理学療法　―性差を考慮した理学療法の実践―<br>• 理学療法と社会　―これからの日本の社会保障からみたその技術の意味― |
| 昼休憩　12：50～13：30 | |
| 研修2<br>13：30～16：30<br>（180分） | • 運動の意味と必要性！　―なぜ廃用はおこるのか？宇宙医学から紐解く理学療法の可能性―<br>• 「はたらく」を達成する理学療法　―膝痛の改善に向けた臨床理学療法―<br>• 理学療法の新たな可能性　―自律神経系からみた生活習慣病の予防―<br>• 地域を支える理学療法　―理学療法士として地域で活躍する方法―<br>• 行動モデルの視点からとらえた理学療法　―行動分析学に基づく介入の基礎―<br>• 個人を活かす理学療法　―チームを知り、チームを動かす―<br>• 理学療法と社会　―就労支援と産業理学療法― |
| 休憩　16：30～16：50 | |
| 研修3<br>16：50～17：50<br>（60分） | • 「はたらく」を支える現場を見て、感じる！<br>　―障がい者就労の場、亀川・太陽の家から学ぶ― |
| 休憩　17：50～18：10 | |
| 研修4<br>18：10～19：10<br>（60分） | • 日本から世界へ理学療法を発信！<br>　―あなたの挑戦を応援する― |

17：20～18：40　オンライン企業展示
17：40～　第1回プレゼンテーション
18：00～　第2回プレゼンテーション
18：20～　第3回プレゼンテーション
18：50～　第4回プレゼンテーション

## ◆大会2日目：2021年5月30日（日）

| | |
|---|---|
| 研修5<br>9：50～12：50<br>（180分） | • 運動療法と物理療法　―脳卒中理学療法最前線―<br>• 「はたらく」を達成する理学療法　　腰痛のクリニカルリーズニング―<br>• 理学療法の新たな可能性　―不活動とがん罹患率、生命予後からみたこれからのがんリハビリテーション―<br>• 地域を支える理学療法　―認知症とフレイルの病態理解と理学療法戦略―<br>• 理学療法士育成！　障がい者スポーツと理学療法　―パラリンピック競技の勝利に向けた取り組み―<br>• 個人を活かす理学療法　―これからを支える子供たちへ理学療法士ができること―<br>• 理学療法と社会　―研究計画書を書こう！基礎研究から治験まで― |
| 昼休憩　12：30～13：20 | |
| 次期大会長挨拶 | |
| 研修6<br>13：30～16：30<br>（180分） | • スペシャリストの思考を学ぶ！（運動器）<br>　―症例検討を通じた臨床理学療法―<br>• スペシャリストの思考をを学ぶ！（地域・生活）<br>　―症例検討を通じた臨床理学療法―<br>• スペシャリストの思考を学ぶ！（神経）<br>　―症例検討を通じた臨床理学療法―<br>• スペシャリストの思考を学ぶ！（内部障害）<br>　―症例検討を通じた臨床理学療法―<br>• スペシャリストの思考を学ぶ！（研究）<br>　―症例検討を通じた臨床理学療法― |
| 閉会式　16：30～16：50 | |

13：30～15：00
機器展示デモンストレーション

---

| 2021年3月1日（月）　eラーニング申込開始 | 公開シンポジウム　（90分間） |
|---|---|
| COVID-19と理学療法士への影響<br>―これから求められる理学療法士像と働き方―<br>日本理学療法士協会　半田一登<br>神戸市立医療センター中央市民病院　岩田健太郎氏 | 100年ライフを共に生きる、これからのまちづくり<br>厚生労働省健康局総務課課長補佐　羽野嘉朗氏<br>参議院厚生労働委員長　小川克巳氏<br>大分県副知事　黒田秀郎氏 |

図1　大会のタイムテーブル

## 表2　類別参加者数

| 種類 | 人数 |
|---|---|
| 理学療法士協会　会員 | 2,416 |
| 理学療法士協会　非会員 | 13 |
| 学生 | 19 |
| 養成校団体 | 8 |
| 総数 | 2,456 |

## 表3　都道府県別申込者数

| 都道府県名 | 申込者数 | 都道府県名 | 申込者数 | 都道府県名 | 申込者数 | 都道府県名 | 申込者数 |
|---|---|---|---|---|---|---|---|
| 北海道 | 121 | 東京 | 206 | 京都 | 31 | 高知 | 23 |
| 青森 | 26 | 神奈川 | 111 | 滋賀 | 14 | 香川 | 18 |
| 秋田 | 26 | 新潟 | 25 | 奈良 | 37 | 愛媛 | 20 |
| 岩手 | 14 | 富山 | 48 | 和歌山 | 9 | 福岡 | 129 |
| 宮城 | 11 | 石川 | 29 | 大阪 | 147 | 長崎 | 81 |
| 山形 | 20 | 福井 | 19 | 兵庫 | 129 | 熊本 | 61 |
| 福島 | 32 | 山梨 | 20 | 岡山 | 43 | 大分 | 227 |
| 茨城 | 47 | 長野 | 20 | 広島 | 78 | 佐賀 | 35 |
| 栃木 | 34 | 静岡 | 45 | 鳥取 | 8 | 宮崎 | 42 |
| 群馬 | 24 | 岐阜 | 15 | 島根 | 21 | 鹿児島 | 46 |
| 埼玉 | 93 | 愛知 | 84 | 山口 | 31 | 沖縄 | 32 |
| 千葉 | 74 | 三重 | 20 | 徳島 | 33 | 海外 | 1 |

## 表4　研修会別参加者数

| 研修会名 | 申込者数 |
|---|---|
| 1-1. 運動の効果と可能性を知る！　－理学療法と臓器連関－ | 910 |
| 1-2. 「はたらく」を達成する理学療法　－疼痛医療のグローバルスタンダード－ | 431 |
| 1-3. 理学療法の新たな可能性　－再生医療と理学療法－ | 143 |
| 1-4. 地域を支える理学療法　－活動の土台となる栄養と理学療法－ | 334 |
| 1-5. 理学療法士育成！理学療法を伝え、つなぐ　－学校教育，臨床実習－ | 129 |
| 1-6. 個人を活かす理学療法　－性差を考慮した理学療法の実践－ | 86 |
| 1-7. 理学療法と社会　－これからの日本の社会保障からみたその技術の意味－ | 98 |
| 2-1. 運動の意味と必要性！　－なぜ廃用はおこるのか？宇宙医学から紐解く理学療法の可能性－ | 409 |
| 2-2. 「はたらく」を達成する理学療法　－膝痛の改善に向けた臨床理学療法－ | 749 |
| 2-3. 理学療法の新たな可能性　－自律神経系からみた生活習慣病の予防－ | 307 |
| 2-4. 地域を支える理学療法　－理学療法士として地域で活躍する方法－ | 240 |
| 2-5. 行動モデルの視点からとらえた理学療法　－行動分析学に基づく介入の基礎－ | 170 |
| 2-6. 個人を活かす理学療法　－チームを知り、チームを動かす－ | 190 |
| 2-7. 理学療法と社会　－就労支援と産業理学療法－ | 168 |
| 3-1. 「はたらく」を支える現場を見て、感じる！　－障がい者就労の場、亀川・太陽の家から学ぶ－ | 1,136 |
| 4-1. 日本から世界へ理学療法を発信！　－あなたの挑戦を応援する－ | 1,185 |
| 5-1. 運動療法と物理療法　－脳卒中理学療法最前線－ | 562 |
| 5-2. 「はたらく」を達成する理学療法　－腰痛のクリニカルリーズニング－ | 690 |
| 5-3. 理学療法の新たな可能性　－不活動とがん罹患率、生命予後からみたこれからのがんリハビリテーション－ | 249 |
| 5-4. 地域を支える理学療法　－認知症とフレイルの病態理解と理学療法戦略－ | 450 |
| 5-5. 理学療法士育成！障がい者スポーツと理学療法　－パラリンピック競技の勝利に向けた取り組み－ | 96 |
| 5-6. 個人を活かす理学療法　－これからを支える子供たちへ理学療法士ができること－ | 114 |
| 5-7. 理学療法と社会　－研究計画書を書こう！基礎研究から治験まで－ | 183 |
| 6-1. スペシャリストの思考を学ぶ！(運動器)　－症例検討を通じた臨床理学療法－ | 834 |
| 6-2. スペシャリストの思考を学ぶ！(地域・生活)　－症例検討を通じた臨床理学療法－ | 300 |
| 6-3. スペシャリストの思考を学ぶ！(神経)　－症例検討を通じた臨床理学療法－ | 501 |
| 6-4. スペシャリストの思考を学ぶ！(内部障害)　－症例検討を通じた臨床理学療法－ | 475 |
| 6-5. スペシャリストの思考を学ぶ！(研究)　－研究計画を通じた臨床理学療法－ | 164 |

第Ⅱ章　理学療法士の養成と生涯学習

33

# 「理学療法士業務指針」の改定

　本会は、1978年に「倫理規程」を制定し、公益に資する団体として、理学療法士が社会的に信頼される職業であり続けることを目的とした倫理啓発活動を行ってきた。しかし、理学療法士と取り巻く環境は大きく変化してきたため、2018年3月、倫理規程から「倫理綱領」に全面改定した。さらに、倫理綱領の条文をわかりやすく理解できるよう、2019年7月に倫理綱領の各条文に対する解説を付け、ホームページにて公開した。

　倫理綱領およびその解説を基盤として、理学療法士の業務に関する内容をさらに強化すべく、制定から数十年経過していた「理学療法士業務指針」「理学療法士ガイドライン」「理学療法士の職業倫理ガイドライン」の見直しを行い、3本に分散していた業務指針・ガイドラインを1つにまとめ、2022年4月、新たな「理学療法士業務指針」（図1）に改定した。

理学療法士業務指針

公益社団法人日本理学療法士協会

2022 年 4 月

図1　「理学療法士業務指針」の表紙とQRコード
(https://www.japanpt.or.jp/about/disclosure/PT_Business_guidelines.pdf)

## ◆理学療法士業務指針の目的（序文からの抜粋）

　理学療法の対象は、社会状況の変化、患者や家族のニーズの変化に伴い多様化している。本業務指針の目的は、我が国の理学療法士を取り巻く現状に鑑み、理学療法士が行う業務の範囲と方法・留意点を簡潔に示し、理学療法士の資質の向上を図ることにある。

　本業務指針は、日本理学療法士協会倫理綱領を基礎とし、理学療法士業務指針、理学療法士ガイドラインおよび理学療法士の職業倫理ガイドラインの重複した内容を整理し策定した。理学療法士ガイドライン、理学療法士の職業倫理ガイドラインは本業務指針に基づき、今後改定される。

## ◆理学療法士業務指針の目次

1. 序文
　　　　1) 業務指針の目的
　　　　2) 質の向上
　　　　3) 国民の医療・保健・福祉の増進
　　　　4) チーム医療


2. 責務
　　　　1) 人間の尊厳と権利の尊重
　　　　2) 平等 (公平)
　　　　3) 研鑽
　　　　4) 自己の品性


3. 法令遵守・守秘義務
　　　　1) 法令遵守について (理学療法士及び作業療法士法、関連法規)
　　　　2) 守秘義務 (個人情報保護)


4. 理学療法の実践
　　　　1) 理学療法の実践について
　　　　2) 医療保険、介護保険での理学療法業務の実践について
　　　　3) 医療保険、介護保険外での理学療法業務の実践について


5. 管理運営
　　　　1) 管理運営
　　　　2) 業務管理
　　　　3) ハラスメント

4) 人事管理

5) 設備・備品等管理

6) 記録管理

7) 医療安全・リスク管理

＊　＊　＊

　本会で制定した倫理綱領、倫理綱領・解説付き、理学療法士業務指針をもとに、本会ならびに理学療法士が、高い倫理観を基盤として相互の役割を果たしつつ、理学療法の発展と国際社会への貢献のために、よりよい社会づくりに貢献することを願うものである。

# 「新包括的会員管理システム」の構築

　本会では、2012年4月より包括的会員管理システムの運用を開始した。2012年以前では、会員情報の更新、研修会申し込みなどは、すべてアナログ形式で行われていたが、会員の利便性向上、ならびに本会および士会の事務作業効率向上のため、包括的会員管理システムを稼働した。

　包括的会員管理システム稼働後は、多くの処理がオンライン化され、さまざまなところで改善が行われたが、本会の制度変更、そして会員および士会事務局の利便性の向上を視野に入れ、2014年度にICT特別委員会を設置した。

　ICT特別委員会では、2009年度からのシステム構築に関する経過、運用・保守費用等について分析・精査するとともに、今後のシステム運営のあり方について、多様な観点から検討された。その結果、現状のシステム問題点を整理したうえで、運用・保守を内製化することが妥当であると判断した。

## ◆ICT特別委員会の答申概要

- 2020年度には次期システムを構築すべきである。
- システムにかかわる年額5,000万円の経費を見直すために、いったんシステムにかかわる費用を、2016年度から2020年度までの5年間、凍結すべきである。

　以上のICT特別委員会の答申をもとに、2016年から包括的会員管理システムの開発を凍結し、2017年に新包括的会員管理システムの開発の検討がなされ、2018年より本格的な開発が着手された。

## ◆開発の方針

　開発の方針は、会員ならびに士会に利便性向上を図るとともに、コスト削減に努めること、であった（図1）。

　2018年から順調にシステム構築が行われてきたが、2020年3月に新型コロナウイルス感染症が拡大し、本会の活動でも多大な影響を受けた。その結果、新生涯学習制度の開始時期について、2021年度から2022年度へ変更することが、理事会で決定された。

　これに伴い、当初は別々に導入することで検討していた次期システムの会員管理機能を、費用および工期が増大するのを抑えるため、新生涯学習制度の開始と同じく、2022年4月1日より利用開始することが決定した。

　その後、各種制度の決定に伴い、新包括的会員管理システムも機能追加を行い、2022年4月19日に一斉リリースされた（図2〜4）。

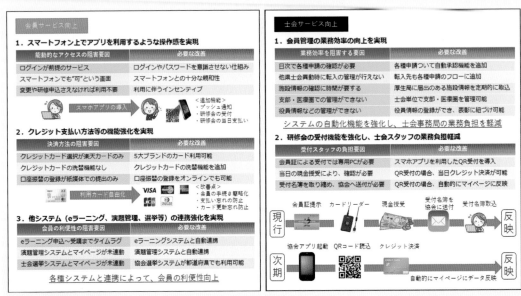

図1　開発の方針
左：会員サービスの向上、右：士会サービスの向上

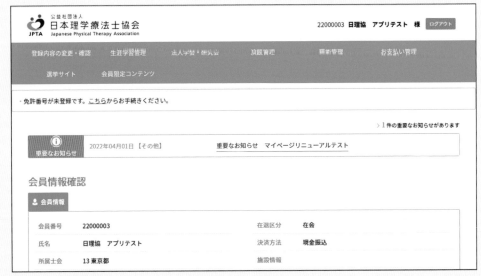

図2　会員専用ページ（パソコン）のイメージ

＊　＊　＊

　今後も、会員ならびに士会が利用しやすい環境を提供すべく、日々システムの改善を本会事務局内で実施していく予定である。

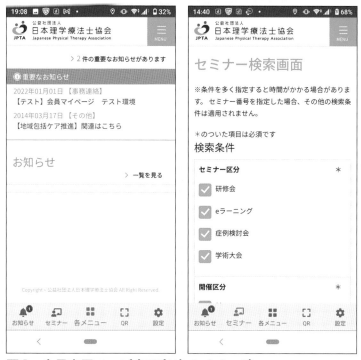

図3　会員専用ページ (アプリ) のイメージ

図4　研修会参加時使用するQRコード

# 学術機能の移管：
# 日本理学療法学会連合の設立

　2021年5月、日本理学療法学会連合（以下、「学会連合」という。）が設立され、本会が担ってきた学術機能の一部を、学会連合に移管した。現在、学会連合では学術誌「理学療法学」・英文誌「Physical Therapy Research」・ガイドライン等の発行事業、研究助成事業、研究倫理に関する事業、国際事業等を行うとともに、所属会員（12の法人学会と8の研究会）の運営支援を担っている（図1）。

## ◆学術機能移管の経緯

　本会は、創立当初より日本理学療法士学会（後に「日本理学療法学術大会」に名称変更）を開催するなど、理学療法に関する学術・技術の研究、ならびにこれに関する事業に取り組んできた。しかし、会員数の増加に伴い、学術大会への参加者や演題報告数も増加し、学術大会のための会場確保が困難になってきた。

　また、理学療法学の学術的専門性の向上のためにも、理学療法にかかわる学術成果を対外的に発信し、社会に対して有益な提言を行いうる組織として、また、自由な発想と自立性、主体性による「学術・技術にかかわる研究」活動を行う組織として、分科学会化を進めることが望ましいと考えられた。

　そこで、2013年度の組織改編において、新たに「日本理学療法士学会」を設置し、以降は学

---

**日本理学療法学会連合**

学会は「法人学会」、研究会は「学術団体会員」として「日本理学療法学会連合」を組織する。

― **法** 人化した学会 (50音順) ―

- 日本運動器理学療法学会
- 日本基礎理学療法学会
- 日本呼吸理学療法学会
- 日本支援工学理学療法学会
- 日本小児理学療法学会
- 日本循環器理学療法学会
- 日本神経理学療法学会
- 日本スポーツ理学療法学会
- 日本地域理学療法学会
- 日本糖尿病理学療法学会
- 日本予防理学療法学会
- 日本理学療法教育学会

＊全学会、一般社団
法人格を取得

― **研** 究会 (50音順) ―

- 日本ウィメンズヘルス・メンズヘルス理学療法研究会
- 日本栄養・嚥下理学療法研究会
- 日本がん・リンパ浮腫理学療法研究会
- 日本筋骨格系徒手理学療法研究会
- 日本産業理学療法研究会
- 日本精神・心理領域理学療法研究会
- 日本物理療法研究会
- 日本理学療法管理研究会

**図1　日本理学療法学会連合の構成**

会運営審議会のもと、各種委員会、12分科学会、5部門（後に10部門）、および学会事務所という組織構成により、自律的に学術活動が行われることとなった。そして、翌2014年に「日本理学療法士学会の中期計画」が合意されたことを受け、設立から5年が経過する2018年に再編・統合を目指すこととなり、それに必要な基準等を整備し、分科学会の法人化を含めた自立を促すことについて検討が重ねられた。

　その結果、理学療法科学の推進を統括的に担う組織として、現在の学会連合およびその会員団体である法人学会・研究会を設立することが望ましいとの結論となり、新団体の設立に伴う学術機能の移管が行われた。

## ◆移管された学術活動

　移管された学術活動について詳述する。

　まず、日本理学療法学術大会は、主催者が法人学会・研究会となった。ただし、2019年度の第53回日本理学療法学術大会の時から、すでに分科学会化して開催されている。

　学術誌「理学療法学」は第49号第1巻（2022年2月発行）から、英文誌「Physical Therapy Research」はVol.24 No.1（2021年4月発行）から、学会連合が発行元となり、あわせて既刊の著作権も譲渡している。2020年10月に発行した「理学療法ガイドライン第2版」についても、本会が発行作業を担ったが、今後は法人学会・研究会がそれぞれの専門領域において改訂を加えていくことが望ましいとして、著作権を学会連合に譲渡することとした。

　理学療法にかかわる研究助成については、学会連合が担う機能として移管しつつも、2021年度は公募に向けた準備期間として、実施されなかった。そのほか、研究倫理審査やWPTサブグループへの対応なども、学会連合に機能を移管している。

## ◆法人学会・研究会

　法人学会・研究会を設立するにあたり、入会できる会員については条件を設けることとなり、理学療法士に対しては、専門会員A・一般会員・学生会員（理学療法士養成校学部生含む）の会員種別となった。これは、日本学術会議協力学術研究団体の登録を目指すにあたり、「構成員（個人会員）が100人以上であり、かつ研究者の割合が半数以上であること」という要件を満たしつつ、新たな研究者の育成を狙ったものである。また、理学療法士以外の他職種の研究者にも門戸を開くため、専門会員Bという会員種別を設けている。

　法人学会・研究会では、学術大会等の開催、機関誌の発行、専門領域に関する教育・研究、啓発・普及活動、政策提言など、幅広い事業が想定されている。学術の追究はもとより、その成果を対外的に発信して国民に広く伝え、また、本会とも連携して国や地方自治体などに働きかけていく役割が期待されている。

＊　＊　＊

　エビデンスに基づく理学療法が求められるなか、独立した学術団体が、科学を追求して理学療法の発展に寄与するエビデンス構築を果たすと考える。本会は職能団体としての責務を果たし、都道府県組織である士会、学術機能を担う学会連合およびその会員団体との確実な連携によって、理学療法の普及向上、国民の医療・保健・福祉の増進に寄与するという目的に引き続き邁進する。

　今後、学会連合およびその会員団体の活動がますます活発となり、その成果が会員および国民に還元されることを期待し、また、ともに連携して理学療法の発展に取り組み、国民の負託に応えていきたい。

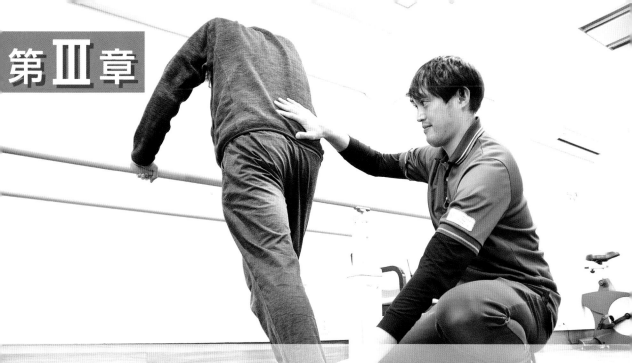

# 第Ⅲ章

# 活躍する理学療法士

# 1 公的保険外で活躍する 理学療法士の働き方

## ▌はじめに

　本会会員のうち、約9割は医療機関や介護事業所などの医療介護関連施設に所属しており、今後活躍の場として期待される公的保険外サービスで活動する理学療法士は少ない。そのため、実際にどのような活動をしているのか、どのようにすればそのような活動ができるかなどの情報も少ない。したがって、公的保険外サービスにおける理学療法士の働き方モデルを構築し、それに対応できる人材育成を行うなど、理学療法士の役割を広く社会に普及していくことが重要となる。

　以上を踏まえ、2021年度、本会の事業として「公的保険外で活躍する理学療法士の働き方セミナー」を実施したので、本項ではその取り組みを紹介する。

## ▌健康寿命延伸に向けた ▌ヘルスケア産業の拡大

　わが国では、2040年には100歳以上の人口が30万人以上になると予想され、人生100年時代の到来が、世界に先駆けて間近に迫っている。平均寿命は年々延びて男女ともに世界最高水準に達しており、総人口が減少するなかで高齢化率は今後も上昇が見込まれ、同時に現役世代の減少は加速することから、2040年には現役世代1.5人で65歳以上の高齢者1人を支えることになると予測されている。

　健康・医療戦略（令和2年3月27日閣議決定）においては、2040年までに健康寿命を男女と

も3年以上延長し、75歳以上とすることを目指している。健康寿命を延伸し、平均寿命との差を短縮するためには、診断・治療に加えて予防への取り組みの重要性が増すと同時に、罹患してもできるだけ制限を受けずに日常生活と治療を両立していくための取り組みを、車の両輪として講じていくことが望まれている[1]。

　また、今後の少子高齢化が進むなかで、公的保険外の予防・健康管理サービスの活用を通じて、「国民の健康寿命の延伸」と「新産業の創出」を同時に達成し、「あるべき医療費・介護費の実現」につなげることなども求められている。ヘルスケア産業に関しては、公的保険を支える公的保険外サービスの産業群の国内市場規模が、2016年には約25兆円であったが、2025年には約33兆円になると推計されている（図1）。市場規模の拡大とともに、ヘルスケアサービスの多様化が見込まれており、予防・進行抑制・共生型の健康・医療システムには、公的保険サービスと公的保険外サービスの連携が重要になると考えられている。

　このような社会背景において、理学療法士は健康増進、疾病予防、および介護予防の取り組みに貢献することで、社会的ニーズに応えていく必要がある。

## ▌公的保険外での理学療法士の ▌活躍の場の拡大の必要性

　2019年4月5日に開催された「医療従事者の需給に関する検討会　理学療法士・作業療法士分科会（第3回）」において、厚生労働省は理学

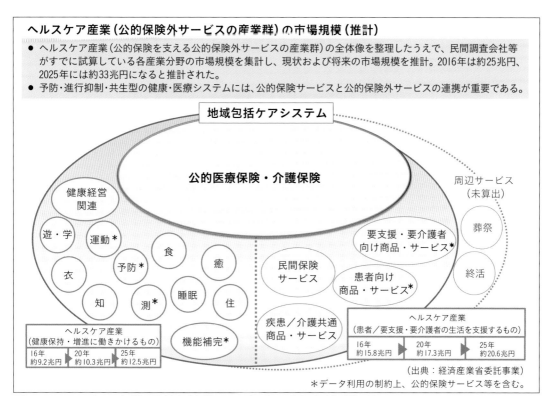

**ヘルスケア産業（公的保険外サービスの産業群）の市場規模（推計）**

- ヘルスケア産業（公的保険を支える公的保険外サービスの産業群）の全体像を整理したうえで、民間調査会社等がすでに試算している各産業分野の市場規模を集計し、現状および将来の市場規模を推計。2016年は約25兆円、2025年には約33兆円になると推計された。
- 予防・進行抑制・共生型の健康・医療システムには、公的保険サービスと公的保険外サービスの連携が重要である。

図1　ヘルスケア産業（公的保険外サービス）の市場規模（推計）
〔第12回次世代ヘルスケア産業協議会 新事業創出ワーキンググループ．資料3（2019年12月12日）より引用〕

療法士・作業療法士の需給推計について、「2040年頃には供給数が需要数の1.5倍となる」という結果を示した（図2）。これは3人に1人が職を失う可能性を示すものであり、業界内に衝撃を与える結果であった。

しかし、需要推計の方法をみると、医療分野・介護分野については、現状の需要から、地域医療構想などを勘案して将来のリハビリ需要や介護サービス受給者数を推計し、それをもとに将来の理学療法士・作業療法士の需要数を推計している。また、行政分野・教育分野・福祉分野・その他の分野については、2008年から2017年の従事者数の推移（変化率）を踏まえて推計されている。これらを踏まえると、医療分野・介護分野などの主に公的保険での分野においては、より充実したリハビリテーションを国

民に提供できる体制を構築するとともに、多職種連携やタスク・シフト／シェアにより、医師や看護師などの負担軽減に貢献するなどの、新たな役割を担っていく必要がある。

また、行政・教育・福祉・その他分野に従事する理学療法士・作業療法士も増加傾向にあり、厚生労働省の需給検討会においても、これらの分野に従事する理学療法士数は今後延びることが推計されている（図3）。現状として、本会会員が従事している施設の割合は、医療施設が約8割、介護保険施設が約1割、行政・教育機関・福祉施設・健康産業・リハビリテーション関連企業などで合わせて約1割となっており、そのほとんどが公的保険領域で働いている状況であるが、健康産業・リハビリテーション関連企業・一般企業といった、今まで理学療法士があまり

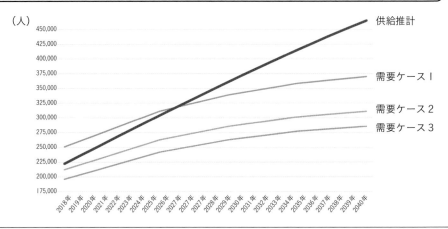

図2 理学療法士・作業療法士の需給推計
〔医療従事者の需給に関する検討会 理学療法士・作業療法士分科会（第3回）, 資料1（2019年4月5日）より引用〕

## 推計にあたっての考え方

1. 各協会の会員調査から得られた行政・教育・福祉・その他の従事者数から、組織率を勘案（会員調査の従事者数／組織率）した人数を算出
2. 将来の従事者数については、2008年から2017年の従事者数の推移（変化率）を踏まえて推計

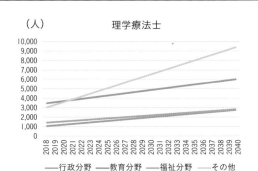

| | | 2018 | 2025 | 2040 |
|---|---|---|---|---|
| PT | 行政分野 | 1,057 | 1,595 | 2,748 |
| | 教育分野 | 3,478 | 4,283 | 6,009 |
| | 福祉分野 | 1,421 | 1,864 | 2,815 |
| | その他 | 3,037 | 5,062 | 9,400 |

行政 保健所、市町村保健センター、国、都道府県、市、町、村、社会福祉協議会、身体障害者福祉協議会、地域包括支援センター等

教育 学校養成施設、研究施設、特別支援学校等

福祉 身体障害者福祉施設、児童福祉施設、精神障害者社会復帰施設、知的障害者福祉施設、障害者自立支援施設等

その他 健康産業、職業センター、リハビリテーション関連企業、一般企業、補装具作成施設、介護サービス企業、自営・起業等
＊医療施設、介護施設、福祉施設、行政、教育以外のもの

図3 行政・教育・福祉・その他分野に従事するPTの推移
〔医療従事者の需給に関する検討会 理学療法士・作業療法士分科会（第3回）, 資料1（2019年4月5日）を一部改変して引用〕

働いていなかった分野にも、活躍の場が広がっていくことが期待されている。

　これらの背景を踏まえ、本会では、公的保険外の領域で活躍する理学療法士の働き方のロールモデルを紹介し、新たな分野での理学療法士の働き方、役割の可能性について理解を促進させることを目的とした「公的保険外で活躍する理学療法士の働き方セミナー」のeラーニングを作成する事業を実施した。

## セミナーの内容

　セミナーの内容は、「健康経営での活動」「スポーツ分野での活動」「一般企業での活動」「自費リハビリテーションでの活動」とした（表1）。

### 健康経営での活動

　「健康経営での活動」では、株式会社バックテックの福谷直人氏から、新型コロナウイルス感染症流行の影響も含めた健康経営のマーケットの状況や遠隔健康医療相談のサービスについて、さらには公的保険外サービスでの理学療法士の働き方の事例紹介があった。

　健康経営とは、「従業員等の健康管理を経営的な視点で考え、戦略的に実践すること」である。働き方改革および現役世代の減少などから、「生産性向上」は企業にとって喫緊の課題とな

るなかで、健康経営の重要性はますます高まっている。実際に、企業のコスト損失の約6割がプレゼンティーイズムであるとされる。プレゼンティーイズムとは、出勤はしているものの、体調不良により仕事の生産性が低下している状態のことをいう。プレゼンティーイズムの主要因は肩こりや腰痛が上位を占めており、理学療法士の専門性を生かしてこの分野で活躍することが期待されている。

### スポーツ分野での活動

　「スポーツ分野での活動」では、株式会社iMAReの岩館正了氏から、トップアスリートに携わる業務の内容や事例、スポーツ分野で働くために必要な能力、その分野で理学療法士が働くことの意義などが紹介された。

　スポーツ分野は理学療法士の多くが興味をもつ分野の1つである。しかし、かかわる機会が限られていたり、より高度な知識や技術が求められるなど、実際には理学療法士としてスポーツ分野に携わるハードルは高い。しかしながら理学療法士は、解剖学、生理学、運動学といった基礎学問や医療の知識をもち、かつ動作分析などの専門性に精通しているため、スポーツ分野におけるニーズは高いといえる。また、対象がアスリートだからといって気負う必要はな

表1　公的保険外で活躍する理学療法士の働き方セミナー　プログラム

| プログラム | 講師 | 時間 |
| --- | --- | --- |
| 日本理学療法士協会からのメッセージ | 佐々木 嘉光 氏<br>所属：公益社団法人日本理学療法士協会 | 10分 |
| 健康経営での活動 | 福谷 直人 氏<br>所属：株式会社バックテック | 30分 |
| スポーツ分野での活動 | 岩館 正了 氏<br>所属：株式会社iMARe | 30分 |
| 一般企業での活動 | 小池 清貴 氏<br>所属：パラマウントベッド株式会社 | 30分 |
| 自費リハビリテーションでの活動 | 土田 泰大 氏<br>所属：あをによしリハビリ脳神経外科クリニック | 30分 |

く、これまで学んできた知識や技術で十分対応できるという激励の言葉もあった。スポーツ分野における理学療法士の活躍は、今後ますます期待されている。

## 一般企業での活動

「一般企業での活動」では、パラマウントベッド株式会社の小池清貴氏から、一般企業内での業務内容、企業内で求められる考え方、臨床における理学療法士との視点の違いなどが紹介された。

理学療法士という資格をもつ者が一般企業で働く場合、「先生」「専門家（それしかやらない人）」という意識で働くのではなく、「専門性の高い社員」として働くことが企業内では求められており、社員はその責務を果たす必要がある。一般企業で理学療法士の専門性を活用できる点、期待される点としては、例えば医療機関などで医療専門職に対して営業を行う場面では、単に「製品仕様」や「機能」を説明するだけでなく、理学療法士の視点から見た導入のメリットや使い方の提案ができることや、医療専門職に対して専門的な言葉を使って説明できることに、強みがある。さらに、製品開発の場面では、理学療法士が基本的に有している医学知識、姿勢・動作、運動学・解剖学といった知見や、実際の医療や介護場面での経験を技術者と共有することで、開発を進めることができる。一般企業において、理学療法士が専門性を生かせる領域は広いといえる。

## 自費リハビリテーションでの活動

「自費リハビリテーションでの活動」については、あをによしリハビリ脳神経外科クリニックの土田泰大氏から、自費リハビリテーションの背景や、自院で提供している自費リハビリテーションの特徴や内容などが紹介された。

公的保険内と保険外での自費リハビリテーションは、リハビリテーションを提供するという点では明確な違いはない。しかし、自費リハビリテーションを希望される方の多くが生活期であるため、利用者本人のリハビリテーションに対する希望は、より多様化している。また、自費リハビリテーションは、利用者本人の費用負担も大きいため、その多様性に合わせた綿密な目標設定と、リハビリテーションプログラムに対する理解と合意がより重要になることなどが報告された。

なお、2020年2月、日本医師会総合政策研究機構より「令和元年度商取引・サービス環境の適正化に係る事業（公的保険外・医療周辺サービス実態調査）調査報告書」[2]が報告され、このなかで医療機関が実施するリハビリテーションには、公的保険によるものと公的保険外によるものがあること、また、医療機関以外の民間事業者が医療行為ではないサービスを「自費リハビリ」と称して提供していること（本報告書では自称リハとしている）（図4）、が述べられている。さらに、自費リハビリテーションを提供する医療機関は、現在のところ、都市部を中心に散見される程度であるが、今後、医療機関の収入源の1つとして拡大する可能性があるとも述べられている。

本会では、公的保険外における医療施設にあって、医師の指示のもとで行うリハビリテーションは、医師との明確な関係に基づく安心・安全な自費サービスであり、品質が担保されていることから、選定療養ではない新たな医療提供の方法として推進している（図5）。一方で、医療機関以外の民間事業者が、医療行為ではないサービスを自費で提供することも、一定の顧客ニーズのもとで事業展開されており、高齢者の増加（需要の増加）と理学療法士の増加（供給の増加）を背景として、今後も市場ポテンシャルが高まることが予測されている。

利用者にとっては、医療なのか、福祉系サー

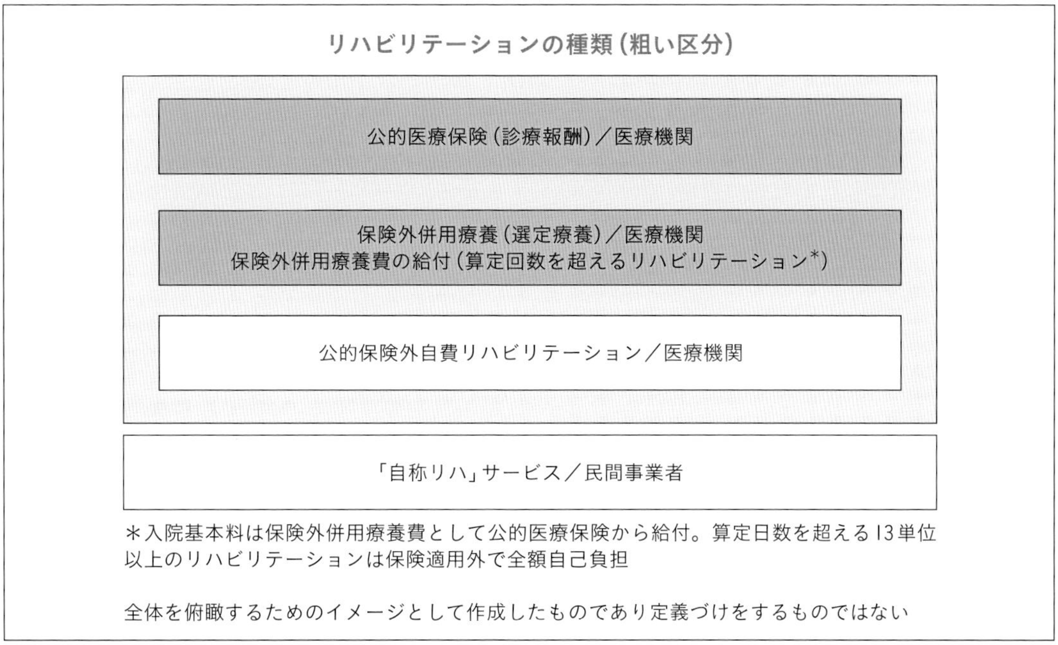

リハビリテーションの種類（粗い区分）

公的医療保険（診療報酬）／医療機関

保険外併用療養（選定療養）／医療機関
保険外併用療養費の給付（算定回数を超えるリハビリテーション\*）

公的保険外自費リハビリテーション／医療機関

「自称リハ」サービス／民間事業者

＊入院基本料は保険外併用療養費として公的医療保険から給付。算定日数を超える13単位
以上のリハビリテーションは保険適用外で全額自己負担

全体を俯瞰するためのイメージとして作成したものであり定義づけをするものではない

**図4　リハビリテーションの種類**
〔日本医師会 日本医師会総合政策研究機構：令和元年度商取引・サービス環境の適正化に係る事業（公的保険外・医療周辺サービス実態調査）調査報告書より引用〕

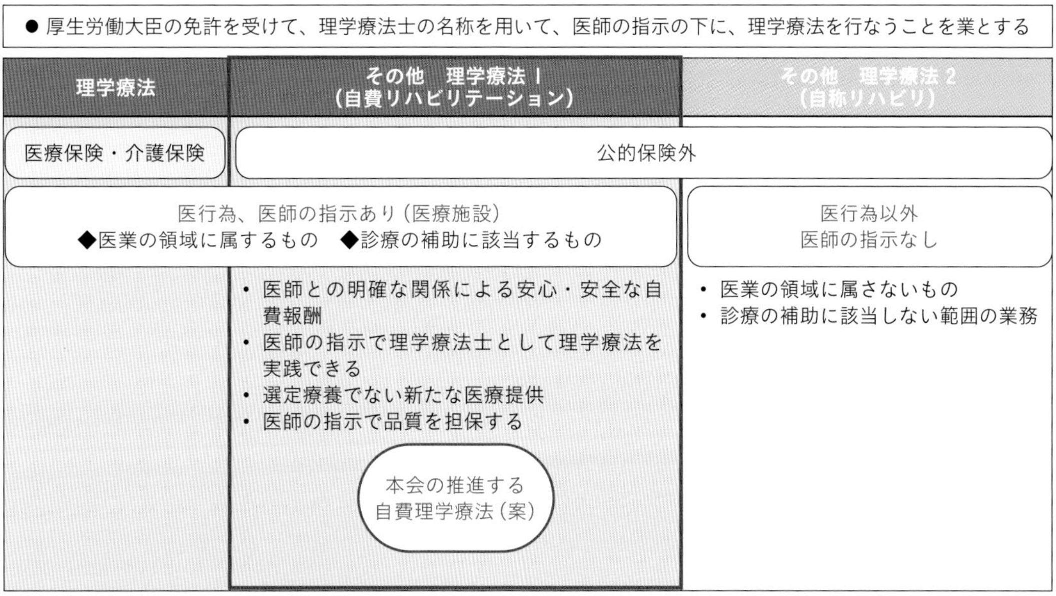

● 厚生労働大臣の免許を受けて、理学療法士の名称を用いて、医師の指示の下に、理学療法を行なうことを業とする

| 理学療法 | その他　理学療法1<br>（自費リハビリテーション） | その他　理学療法2<br>（自称リハビリ） |
|---|---|---|
| 医療保険・介護保険 | 公的保険外 | |
| 医行為、医師の指示あり（医療施設）<br>◆医業の領域に属するもの　◆診療の補助に該当するもの | | 医行為以外<br>医師の指示なし |
| | ・医師との明確な関係による安心・安全な自費報酬<br>・医師の指示で理学療法士として理学療法を実践できる<br>・選定療養でない新たな医療提供<br>・医師の指示で品質を担保する<br><br>本会の推進する<br>自費理学療法（案） | ・医業の領域に属さないもの<br>・診療の補助に該当しない範囲の業務 |

**図5　本会の推進する自費理学療法（案）**
（公的保険外で活躍する理学療法士の働き方セミナー資料より引用）

ビスなのか、一般的なサービスなのかがわかりにくいこと、自費サービスの展開は利用者の家計などの影響を受けることも考慮していく必要がある。今後も、医療本体との棲み分けや連携のあり方を明確にし、また質の担保と利用者の保護の観点からガイドラインを策定するなど、これらの分野について整理していくことが求められる。

## おわりに

今回、「公的保険外で活躍する理学療法士の働き方セミナー」において、4つの分野の理学療法士の働き方のロールモデルを示した。これらの分野において、理学療法士の活躍の場が広がることにより、国民や社会のニーズに応えることが期待される。

今後、公的保険外での活躍を安心・安全に広げていくためには、情報不足を補うためのセミナー、情報発信だけでは不十分である。情報を得た会員のなかで、興味・関心がある会員がどのように実行・行動すればよいのかを示し、また実践する場がないという課題を解決するため

に、本会の事業も検討をしていく必要がある。

さらに、市場である企業や顧客が、「理学療法士」「理学療法士ができること」を知らない、あるいは知っていたとしてもどこに相談すればよいのかがわからない、といったことを解決するためには、会員向けだけでなく、国民に向けて、本会の取り組みを知ってもらう工夫を行っていく必要がある。本会では、これからの時代に必要とされる理学療法士の働き方のモデル構築や、人材の育成などをさらに推進していく。

文献
1) 経済産業省：健康・医療新産業創出に向けた「アクションプラン2021」.
https://www.meti.go.jp/shingikai/mono_info_service/kenko_iryo/20210728_report.html
（2022/8/22閲覧）
2) 公益社団法人日本医師会 日本医師会総合政策研究機構：令和元年度商取引・サービス環境の適正化に係る事業（公的保険外・医療周辺サービス実態調査）調査報告書.
https://www.jmari.med.or.jp/result/other/post-277/ （2022年8月22日閲覧）

# 高年齢労働者の就労支援
# に関するモデル事業

## はじめに

　政府は、2040年を展望すると、現役世代（担い手）が急減することから、70歳までの就業機会を確保し、働く意欲がある高齢者がその能力を十分に発揮できるように、高齢者の活躍を促進する環境整備が必要であるとしている。

　そこで本会では、働く意欲がある高年齢労働者がその能力を十分に発揮し、できるだけ長く継続して活躍できるように、理学療法士による高年齢労働者の就労支援モデルを、士会と連携して構築することを目的とした、「高年齢労働者の就労支援に関するモデル事業」を実施した。

本項では、その取り組みについて報告する。

## 事業の背景

　わが国の人口は減少しているが、高齢化率（65歳以上の人口割合）は増加しており、2065年には40％近くにのぼると推計されている。また、労働者に占める60歳以上の高年齢労働者の推移は、2002年9.4％であったが、2018年には17.2％と年々上昇している（図1）。さらに内閣府が、35～64歳の男女を対象に実施した「高齢期に向けた「備え」に関する意識調査」では、60歳を過ぎても「働きたい」と回答した人が全体の約80％、65歳を過ぎても約半数が

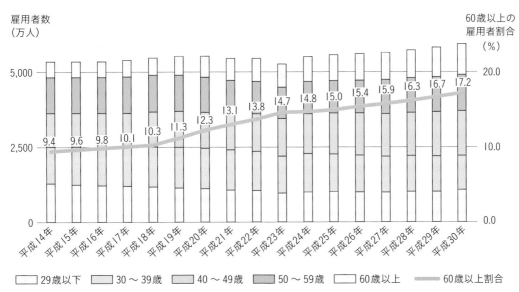

雇用者数
（万人）

60歳以上の
雇用者割合
（％）

出典：労働力調査（総務省）における年齢別雇用者数（役員を含む）
＊平成23年は東日本大震災の影響により被災3県を除く全国の結果となっている。

**図1　労働者に占める60歳以上の高年齢労働者の推移**
〔人生100年時代に向けた高年齢労働者の安全と健康に関する有識者会議 第1回（令和元年8月5日）資料2より引用〕

「働きたい」と回答している（図2）。このように、現役世代の人口が減少するなか、今後も高年齢労働者の割合が増加していくことが予測される。

一方で、労働災害の発生率は、高年齢労働者で高くなる傾向がみられ、発生率が最小となる

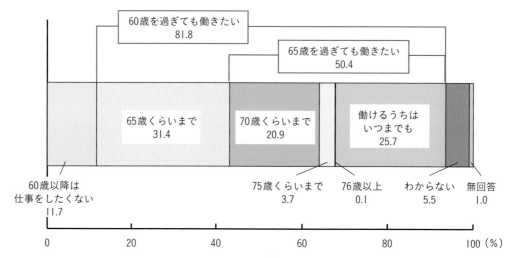

出典：内閣府「高齢期に向けた「備え」に関する意識調査」（平成25年）
＊35〜64歳の男女を対象とした調査（n=2,707）

### 図2　60歳以上の収入を伴う就労の意向と就労希望年齢
〔人生100年時代に向けた高年齢労働者の安全と健康に関する有識者会議 第1回（令和元年8月5日）資料2より引用〕

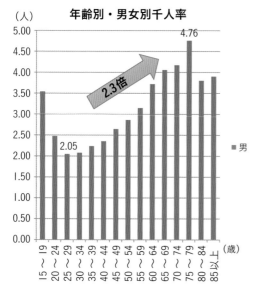
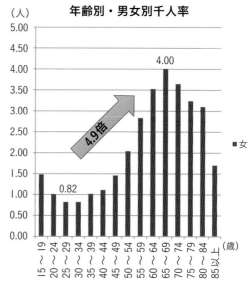

＊便宜上、15〜19歳の死傷者数には14歳以下を含めた。
出典：労働者死傷病報告（平成30年）、労働力調査（基本集計・年次・2018年）

### 図3　年齢別・男女別労働災害の発生率（千人率）
〔人生100年時代に向けた高年齢労働者の安全と健康に関する有識者会議 第1回（令和元年8月5日）資料2より引用〕

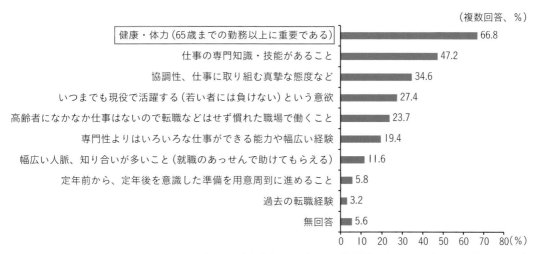

（複数回答、％）

| | |
|---|---|
| 健康・体力（65歳までの勤務以上に重要である） | 66.8 |
| 仕事の専門知識・技能があること | 47.2 |
| 協調性、仕事に取り組む真摯な態度など | 34.6 |
| いつまでも現役で活躍する（若い者には負けない）という意欲 | 27.4 |
| 高齢者になかなか仕事はないので転職などはせず慣れた職場で働くこと | 23.7 |
| 専門性よりはいろいろな仕事ができる能力や幅広い経験 | 19.4 |
| 幅広い人脈、知り合いが多いこと（就職のあっせんで助けてもらえる） | 11.6 |
| 定年前から、定年後を意識した準備を用意周到に進めること | 5.8 |
| 過去の転職経験 | 3.2 |
| 無回答 | 5.6 |

出典：独立行政法人労働政策・研修機構「60代の雇用・生活調査」（平成27年度）
● 60〜69歳で働いている方を対象に、自身の経験に基づき、65歳を過ぎても勤める（採用される）ためにはどのようなことが必要だと思うかを尋ねた調査（n＝3,244）

**図4　65歳を過ぎても勤めるために必要なこと（60〜69歳）**
〔人生100年時代に向けた高年齢労働者の安全と健康に関する有識者会議 第1回（令和元年8月5日）資料2より引用〕

30歳前後と比べると、70歳前後の高年齢労働者の災害発生率は、男性で2倍、女性で5倍にもなっている（図3）。また、労働政策・研修機構が、60〜69歳で働いている方を対象に実施した「60代の雇用・生活調査」では、65歳を過ぎても勤めるためには、「健康・体力」が必要であると考える高齢者の割合は66.8％であった（図4）。

　これらを踏まえて、政府も70歳までの就労機会の確保を図り、高齢者の活躍を促進する環境整備する施策を進めている。2021年4月より「改正高年齢者雇用安定法」が施行され、70歳までの就業確保措置を講じることが事業者の努力義務となった。また高年齢労働者が安全で安心して働ける環境整備として、高年齢労働者の災害リスク分析の実施、高年齢労働者の安全と健康確保のための職場環境改善ツール（エイジアクション100）の普及、高年齢労働者安全衛生ガイドラインのとりまとめ、事業場における労働者の健康保持増進のための指針（THP指針）の改正、企業における治療と仕事の両立支援の普及啓発や両立支援コーディネーターの養成を推進している。

## 本会のこれまでの取り組み

　このような社会背景や政策の方針に対応すべく、本会では2019年度に産業領域業務推進部会を設置し、以下の検討を進めてきた。
①企業の高年齢者の就労についてヒアリングを行い、課題ならびに理学療法士に対するニーズを明らかにする（ヒアリング調査）。
②ヒアリング結果を踏まえて、理学療法士がどのように企業や高年齢者を支援するかを、マーケティングの観点から整理する（必要な取り組みの検討）。
③今後の展開に必要なツールの開発をする（ツールの開発）。

### ヒアリング調査

　シルバー人材センターやトラック協会などの9つの団体や企業に対して、高年齢労働者の就労の実態や課題、ならびに理学療法士に対する

ニーズについてヒアリングを実施した。

ヒアリングの結果、腰痛・転倒などの労働災害や、高年齢労働者の体力や能力は年齢だけでは判断できないといった課題が挙げられた。特に、地方では通勤時に車の運転が必須であり、安全な運転に関する課題があった。

理学療法士のニーズとしては、転倒、腰痛、生活習慣病の予防や健康相談、メンタルヘルスへの対応、さらには身体機能・能力と適正な業務内容とをマッチングすることなどが挙げられた。

## 理学療法士による必要な取り組みの検討

ヒアリングの結果を踏まえて、理学療法士が高年齢労働者の就労支援を推進するために必要な取り組みについて、検討を行った。就労支援の対象者は、65歳以上の事務職、医療介護職、運送業、製造業、清掃業の5つの業種とした。そして、マーケティングの4Pのフレームワーク、すなわち、Product（製品・サービス）、Place（流通手段・売り場）、Price（価格）、Promotion（販売・販売促進）の各要素について検討した。

Productについては、後述するアセスメントシートと業種別の体操リーフレットを作成し、これらを活用したサービスを展開していくことが考えられた。また、企業などへ出向く理学療法士の質を高め、かつ質を均一に保つために、教材作成、事前研修、派遣後のフィードバックを行うことが挙げられた。さらに、オンラインでの健康相談や、YouTubeなどの動画でのコンテンツ作成なども必要であるとされた。

Placeについては、モデル事業として実施可能な士会から、段階的に導入していくことが挙げられた。また、事業を継続的に行っていくインセンティブとして、金銭面や顕彰制度などが必要であるとされた。

Priceについては、時間あたりの金額ではなく、1回あたりの金額で設定することが望ましく、士会がマネジメントできる体制を整えることが望ましいとされた。

Promotionについては、プレスリリースやターゲットとなる施設・団体関連の専門新聞などの広報媒体を通じて、理学療法士の就労支援の存在や特徴について、士会が対応できる段階に応じて、広報していくことが必要であるとされた。

# ツールの開発：アセスメントシートと体操リーフレットの作成

## アセスメントシート

ヒアリングの結果を踏まえて、高年齢労働者の就労支援に必要なツールとして、アセスメントシート（図5）と業種別体操リーフレット（図6）を作成した。

アセスメントシートは、就労継続に必要な4つのカテゴリーの16項目の設問で構成されている。4つのカテゴリーは、①就労継続に直接的にかかわる内容（設問1・7・11・12）、②身体的な要素（設問2・5・6）、③人間関係の構築・継続にかかわる要素（設問3・4・8・9・10）、④記憶力・認知機能に関する内容（設問13・14・15・16）、となっている。16項目のスコアは、介護予防事業の基本チェックリストとの相関があり、比較的元気な高年齢労働者の詳細な評価に使用できる可能性がある。

これらを用いて評価することは、高年齢労働者自身や人事担当者の気づきにつながり、体操などの具体的な対策・支援につながることが期待される。

## 体操リーフレット

体操リーフレットは、5つの業種別（医療介

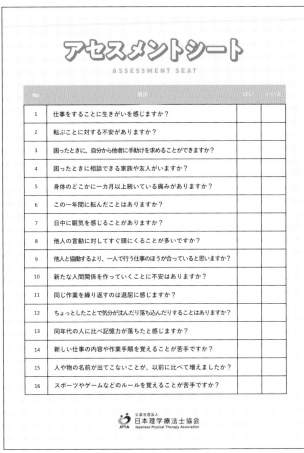

図5 アセスメントシート

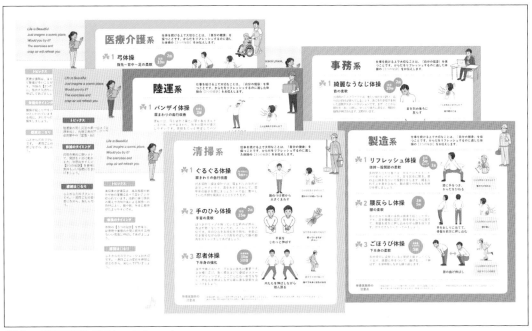

図6 業種別体操リーフレット

護系、陸運系、事務系、清掃系、製造系)について作成した。また、体操のカスタマイズができるように、リーフレットとは別に、部位別(頚部・上肢・体幹・下肢)の体操リストも作成した。これらを組み合わせて使用することで個別的な対応が可能になる。

さらに、各体操には特徴的なネーミングを付け、独自性と親しみやすさをもてるように工夫した。

## モデル事業実施に向けた公募

2019年度から2年間、本会職能推進課に設置された産業領域業務推進委員会において、ヒアリングやツールの作成、必要な取り組みについて検討したうえで、2021年度は、モデル事業を実施する士会を公募し、具体的な理学療法士による高年齢労働者の就労支援のモデル構築を目指した。

モデル事業を実施することで、以下のような効果を期待した。

①高年齢労働者の就労継続に必要な要素の評価、および身体的要素の支援を理学療法士が実施することにより、国民の健康寿命の延伸に寄与する。

②士会とともにモデル事業を構築することで、高年齢労働者の就労支援における理学療法士の役割を明確にする。

③モデル事業を横展開することで、全国での高年齢労働者の就労支援が推進され、理学療法士の公的保険外領域での活躍の場を創出する。

士会への公募は、以下の手順で実施した。

◆士会へ公募の発出

2021年9月16日、モデル事業の実施に係る公募について、士会に文書で通知するとともに、公募要領、申請書などを発出した。

◆説明会の実施

2021年10月11日・13日に開催した全国職能関連担当者会議において、参加した47士会の職能関連担当者に、事業背景やこれまでの取り組み、公募要領について、資料を用いて説明し、質疑応答の機会を設けた。

◆仮申請および本申請

士会として、本事業に申請する意向があるかどうかを確認するために、10月29日までに仮申請を受け付けた。7士会から仮申請があり、本事業の申請の意向を確認した。本申請は、11月30日までとし、申請書、エントリーシートの提出を求めた。本申請は、6士会から申請された。

◆事業の選定

申請事業の選定では、産業領域業務推進部会の部会員が申請書などの審査を行い、その結果を踏まえて職能担当常務理事が選定し、12月20日に選定結果を士会に通知した。今回は、3士会をモデル事業として選定した。

## モデル事業に採択された事業

モデル事業として採択されたのは、福島県理学療法士会、新潟県理学療法士会、岡山県理学療法士会であった。3士会のモデル事業の計画内容を表1に示す。2021年度中は、各士会には、事業計画をブラッシュアップするとともに、支援予定の企業・団体への営業活動、打ち合わせなどを実施し、事業の具体的な準備を進めた。

福島県理学療法士会は、介護事業所の40歳以上の従事者を対象に、腰痛予防の講習会として、介護技術、福祉用具、運動療法の講演や実技セミナーを開催した。今後は、腰痛予防のコンサルティング事業、健診データの分析事業、腰痛予防の運動支援ツールの開発などを見据えて、事業を実施していく予定である。

新潟県理学療法士会は、シルバー人材センターの登録者や産業保健総合支援センターから紹介を受けた企業を対象に、転倒・腰痛・膝痛

**表1　高年齢労働者の就労支援モデル事業：事業計画案**

| | 福島県 | 新潟県 | 岡山県 |
|---|---|---|---|
| 対象 | 介護事業所・介護従事者 | シルバー人材センターの登録者 産業保健総合支援センターから紹介を受けた企業 | 給食調理員 |
| 事業計画内容 | ●腰痛予防の講習会 ・介護技術 ・福祉用具 ・運動療法 ●腰痛予防コンサルティング事業 ●健診データ分析事業 ●運動支援ツールの開発 | ●転倒・腰痛・膝痛予防講習会 ●身体機能評価 ●個別・集団体操の指導 | ●アンケートによる実態調査 ●アセスメントシートや身体活動量等の質問紙および身体機能評価 ●ICTを活用した運動指導 ●職場訪問・作業環境評価 ●講習会開催 |

予防セミナーを開催し、参加した企業などから希望があれば、バランス能力、柔軟性、筋力、歩行能力などの身体機能評価や個別・集団体操の指導を支援していく予定である。

　岡山県理学療法士会は、高年齢の給食調理員を対象に、アンケートによる実態調査を実施したうえで、興味を示した給食センターにおいて、身体活動量などの質問紙、および筋力、バランス能力、柔軟性の評価を行い、その後ICTを活用した転倒・腰痛予防を中心とした運動指導を実施する予定である。さらに、職場訪問を行い、作業環境を評価して環境整備の助言、また講習会の実施を予定している。

　2022年1月28日には、3士会合同でキックオフの会議を実施し、それぞれの事業計画を発表した。本事業が、より有意義な事業になるよう、産業領域業務推進部会の岡原聡氏、佐藤友則氏、木村圭佑氏にもアドバイザーとして関与してもらい、支援体制を構築した。さらに、産業医科大学名誉教授であり、産業保健、人間工学、作業管理、エイジマネジメントを専門とする神代雅晴氏に有識者として参画してもらい、アドバイスをいただきながら、各モデル事業の内容を検討した。

　2022年度以降、各モデル事業を具体的に実施し、その成果などを報告会や報告書で示してもらうことで、他の士会の参考となり、横展開のモデルとなるよう進めている。さらに、2023年度には他の士会においても、モデル事業を実施し、さまざまな業種・業態・職種での高年齢労働者の就労支援モデルを構築していく予定である。

## ■おわりに

　高齢化の一層の進展、現役世代の急減という日本の人口構造において、高齢者が本人の意欲と能力に応じて生き生きと活躍することが、健康寿命の延伸に寄与し、さらに社会の活力維持向上につながる。これまで理学療法士が、医療・介護分野、さらには介護予防などで培ってきた理学療法の専門的な知識・技術は、高年齢労働者の就労支援にも応用可能であると思われる。

　本会と士会とで連携した事業の実施によってモデルを構築し、高年齢労働者の就労支援における理学療法士の役割を明確にすることで、高年齢労働者が安全・健康に、そして能力を発揮して安心して活躍するための環境整備に貢献していくことが求められている。

第Ⅲ章

活躍する理学療法士

# 3 スポーツへの取り組み

## はじめに

　スポーツは、障害の有無にかかわらず、あらゆる年齢層の方々が生涯を通して、健やかな生活を送るための手段の1つである。理学療法士は、スポーツともかかわりが深い職種であり、会員個人はもとより、本会・士会でもスポーツ支援の活動に携わってきた。

　そもそも、競技スポーツと理学療法士とのかかわりに関しては、1964年に開催された東京オリンピックにて参加選手へのコンディショニング業務にかかわったことがきっかけとなり、翌年わが国に誕生した「理学療法士」の資格を取得した者も少なくなかったと聞く。また、障がい者スポーツでも、1964年に第13回ストークマンデビル大会（東京パラリンピック）が開催されている。これらに関心をもつ理学療法士が、個人でかかわってきた側面が強いものの、理学療法士の誕生とほぼ歩みを同じにしていることは興味深い。

　2013年、組織としてのスポーツ事業への取り組みに、一石を投じる出来事があった。2020東京オリンピック・パラリンピック競技大会（以下、「オリ・パラ大会」という。）の開催決定である。その翌年（2014年）、東京オリンピック・パラリンピック競技大会組織委員会（以下、「組織委員会」という。）から理学療法士への協力依頼があり、会をあげて協力することとなった。これを契機として、本会は、理学療法士のスポーツとのかかわりをさらに広く、質の高いものにしていく活動に取り組んでいくこと

となった。

　その後、新型コロナウイルス感染症の影響により、オリ・パラ大会は1年延期となり、本会も人材育成のために予定していた研修会を中止せざるを得ない状況になるなど、さまざまな課題にも直面したが、多くの方の協力により、オリ・パラ大会に対応できる人材を準備することができた。

　オリ・パラ大会がついに2021年7月23日から9月5日にかけて、無観客で開催された。本会会員が参加選手の力となり、大会の成功に貢献するために取り組んだことに関して、その品質と熱意を、組織委員会からも高く評価していただいた。これもひとえに、オリ・パラ大会に向けた準備と、会期中の活動に参加した本会会員および関係者の皆様のおかげであり、この場を借りて御礼を申し上げたい。

## オリ・パラ大会記録集

　本会は、スポーツへの取り組みに関して、オリ・パラ大会を契機とした活動の成果をまとめること、また、国際大会の支援に関する反省点やその改善点などをレガシーとして今後活用していくことを目的として、2021年度に「オリパラレガシー編集作業部会」を設置した。

　オリパラレガシー編集作業部会では、オリ・パラ対策本部（2015～2016年）、スポーツ支援推進執行委員会（2017～2018年度）、2020年東京大会推進委員会（2019～2020年度）の各組織で行ってきた活動をとりまとめ、「記録集～東京2020オリ・パラ大会から理学療法士

の未来に向けて～」（図1）を編纂し、本会HP
にて電子冊子を公開した。

記録集の目次は以下のとおりである。

1　はじめに
2　東京オリ・パラ大会に向けた取り組み
3　大会に向けての教育養成プログラム
4　大会で活動する人財の供給（募集から推薦
　　まで）
5　障がい者スポーツへの取り組み
6　総括　東京オリ・パラ大会から理学療法士
　　の未来に向けて
付録　東京オリ・パラ大会における本会推薦者
　　　の活動に関する調査結果

付録では、東京オリ・パラ大会における本
会推薦者の活動に関する調査結果（回答数384
名、回答率52.7%）を掲載した。調査では、参
加状況は79.9%であり、不参加の理由として

は時節柄、新型コロナウイルス感染症の影響が
大きいことがうかがえた（図2、3）。

実施内容では、理学療法においてはテーピン
グや徒手療法を中心に幅広く対応した一方、急
性期対応では、運動器疾患の対応が72.0%と
突出していたことがわかる（図4、5）。役立っ
た研修内容の第1位が急性期対応で68.0%で
あったことから、必要性に沿った研修を提供で
きたものと考える（図6）。

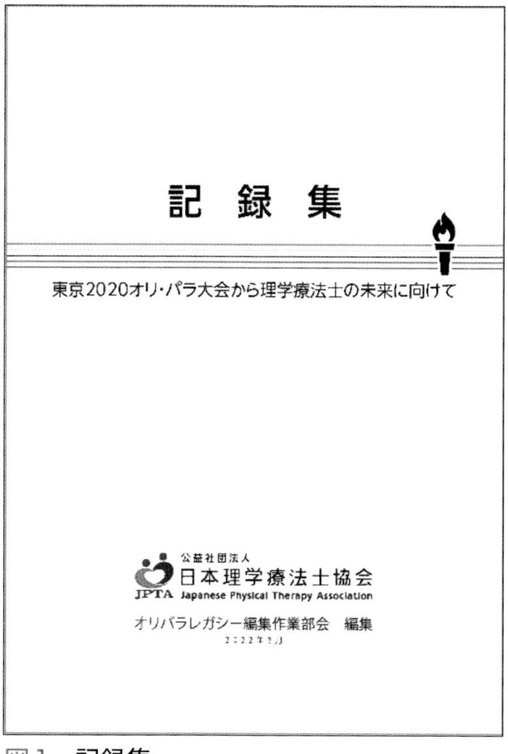

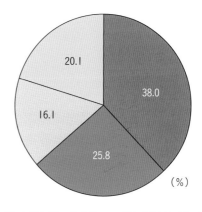

図2　オリ・パラ大会への本会推薦者の参
加状況

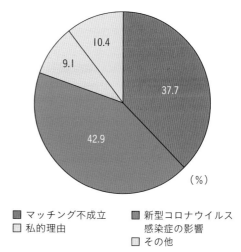

図3　オリ・パラ大会への本会推薦者の不
参加理由

図1　記録集

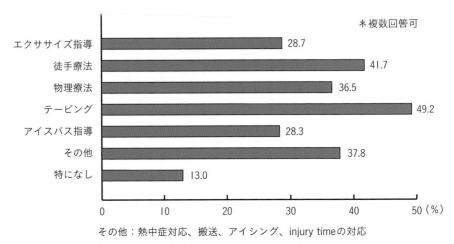

＊複数回答可

その他：熱中症対応、搬送、アイシング、injury timeの対応

図4　オリ・パラ大会での本会推薦者の活動実施内容（理学療法）

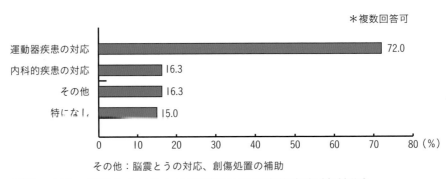

＊複数回答可

その他：脳震とうの対応、創傷処置の補助

図5　オリ・パラ大会での本会推薦者の活動実施内容（急性期）

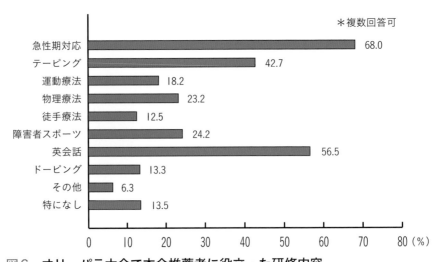

＊複数回答可

図6　オリ・パラ大会で本会推薦者に役立った研修内容

なお、記録集とは別の観点として、あらゆる立場で、またさまざまな競技などでオリ・パラ大会にかかわった本会会員の活動を会員に知ってもらうことを目的として、本会が推薦した本会会員の声を収集し、「理学療法士の活動　東京2020オリ・パラ大会から理学療法士の未来に向けて」としてまとめ、会員限定で公開している。

## オリ・パラ大会後の取り組み

本会では、記録集の発行準備と並行して、「スポーツ理学療法の全国展開・推進運営部会」と「障がい者スポーツ普及促進運営部会」を2021年度から設置し、これまで行ってきたスポーツ・障がい者スポーツへの取り組みに、このレガシーを結びつけていく方策の検討を進めている。

### スポーツ理学療法の全国展開・推進運営部会

士会ではスポーツにかかわる部門を設けており、高校野球、マラソン、各種スポーツ大会などのさまざまな場所で、組織的活動が行われている。そこで、本会は士会のネットワークを構築し、横のつながりで情報交換をすることで、スポーツ理学療法の発展につなげることとした。

オリ・パラ大会の準備期間の取り組みとして、2018年度、スポーツ理学療法に関する士会ネットワーク構築のために、各士会より「スポーツ理学療法運営担当者」（1名）と「スポーツ理学療法推進協力者」（2～7名）を選出していただき、「スポーツ理学療法運営担当者研修会」を開催し、連携図や研修会事業、生涯スポーツ関連事業、ホストタウンなどについて説明する場を設けた。

スポーツ理学療法の全国展開・推進運営部会では、オリ・パラ大会終了後も継続して士会間での連携の仕組みを構築することが、スポーツ支援の拡充に有効であると考えた。そのためにはまず、士会のスポーツ事業への取り組みの現状を知ることが必要であると判断し、2021年度は、スポーツ活動支援事業への取り組みについてアンケートを実施した（詳細は後述）。その集計結果を分析し、次年度以降に、全国の士会からスポーツ理学療法運営担当者を集めた会議を開催し、あらためて士会ネットワークを構築していくこととした。

### 障がい者スポーツ普及促進運営部会

障がい者スポーツ普及促進運営部会では、障がい者スポーツにかかわる理学療法士の裾野を広げ、理学療法士が障がい者スポーツの支援者であることを、社会的にも認知してもらうことを目指している。裾野を広げるためには、卒前教育において、学生が障がい者スポーツについて触れ、学ぶ機会をもつことが効果的ではないかと考え、オリ・パラ大会の準備期間中にも、理学療法士養成校への出張講義を実施していた。

障がい者スポーツ普及促進運営部会では、理学療法士養成校に対して、障がい者スポーツ関連教育に関する状況についてアンケートを実施した。回答結果のなかで、日本パラスポーツ協会の資格が取得可能な認定校である養成校は26校（24.8％）であったが、資格取得認定校に関する説明会への参加を希望・検討する養成校が約半数にのぼり、強い関心がうかがえた。そこで、日本パラスポーツ協会にもご協力いただき、「パラスポーツに関する資格認定校制度のオンライン説明会」を開催した。

今後は、学生段階から障がい者スポーツにかかわる機会を提供する養成校が増えるよう働きかけていくとともに、理学療法士として障がい者スポーツにかかわる会員が活躍できる場を増やしていけるように取り組んでいきたい。

## 士会とスポーツ支援

先述したとおり、理学療法士のスポーツへの
かかわりを強化するためには、地域で活動する
士会との連携が重要である。そこで、本会スポー
ツ理学療法全国展開・推進運営部会が士会を対
象に、2021年度のスポーツ支援に関する調査
を実施した。本項では、その結果の一部を紹介
する。

士会全体の95.7％が、組織の中にスポーツ
活動支援（一般・障がい者含む）を管轄する部
局を設けている（図7）。活動内容は、高校野球
大会、国民大会、都道府県障がい者スポーツ大
会など、各種スポーツ大会でのメディカルサ
ポートが中心であり、競技としては、野球、マ
ラソン、サッカー、バスケットボール、車いす
テニスなど、幅広く多様な場所で活動している。

また、新型コロナウイルス感染症の影響があ
るにもかかわらず、士会での「スポーツ（障が
い者スポーツ除く）支援体制」に関しては、3年
前と比較して29.8％の士会が「増えた」と回答
している。また、「障がい者スポーツ支援体制
（高齢者、障がい者スポーツへのかかわり）」で

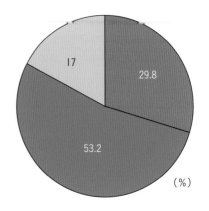

図8　3年前と比較したスポーツ（障がい者
スポーツを除く）支援体制

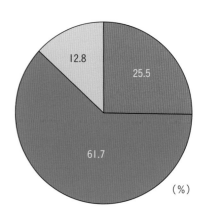

図9　3年前と比較した障がい者スポーツ
支援体制（高齢者、障がい者スポーツへの
かかわり）

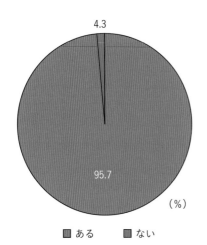

図7　士会組織内におけるスポーツ活動支
援（一般・障がい者を含む）を管轄する部局

も、3年前と比較して25.5％の士会が「増えた」
と回答しており、取り組みの強化が進んだこと
がうかがえる（図8、9）。

## おわりに

2020年に新型コロナウイルス感染症が発
生・流行したことは、理学療法士のスポーツへ
のかかわりにも大きく影響した。本会がオリ・
パラ大会に向けて予定していた取り組みのなか

にも、中止・代替手段での対応を余儀なくされたものがある。一方で、準備を通して人財の育成・ネットワーク構築ができたこと、オリ・パラ大会での理学療法士の活動が評価・信頼されたことは、次の取り組みにつながる大きな成果であった。

近年、スポーツへのかかわりが、スポーツ復帰を目標とするリハビリテーションから、スポーツ外傷の予防、さらには競技パフォーマンス・実践能力の向上にまで及んでいる。これにより、スポーツ医療機関やスポーツ専門の診療科に勤務する者、スポーツチームに専属で雇用される者、国際大会へ帯同する者など、個人としてスポーツ支援に携わる会員の数も増えている。障がい者スポーツにおいても、コーチ、トレーナー、クラスファイヤー、調査・研究者、大会運営者などの立場で関与する理学療法士が増加しており、さらには障がい者スポーツ選手の強化、若手選手の発掘や育成に関しても、理学療法士に期待が寄せられているところである。

今後は、オリ・パラ大会での活動を契機として得られたレガシーを生かし、世界のアスリートをサポートできる理学療法士の数と質の向上を図るとともに、国民の誰もが「スポーツをしたい」と思ったときに、コンディショニングからパフォーマンス支援までを幅広くサポートできる支援体制を構築していきたい。

文献
1）日本理学療法士協会：記録集〜東京2020オリ・パラ大会から理学療法士の未来に向けて〜.
https://www.japanpt.or.jp/activity/books/tokyo2020recordcompleted.pdf （2022/9/6閲覧）
2）日本理学療法士協会：理学療法ハンドブック⑤スポーツ.
https://www.japanpt.or.jp/activity/asset/pdf/584bb58b8a12e32561e025ac02ec54c1.pdf（2022/9/6閲覧）

第Ⅲ章

活躍する理学療法士

# 発達障がい児に関する
# 理学療法士向けパンフレット

　近年、自閉症スペクトラム障害（ASD）、限局性学習症（SLD）、注意欠如・多動性障害（ADHD）、発達性協調運動障害（DCD）など発達障害の診断基準が改定されるなかで、発達障がい児の数は、肢体不自由児よりも増加しつつある。それに伴い、発達障がい児の心身の適応を援助するリハビリテーションへのニーズも増加している。

　理学療法士は、発達障がい児の運動機能の問題について支援できる医療専門職であるが、現実には、理学療法士が十分にそのニーズに対応できているとは言い難い状況にある。そこで、本会では部会を設置して、発達障がい児に対する支援をより発展するべく取り組んでいる。

## ◆意識と実態に関する調査

　本会では、発達障がい児に対する理学療法の実施に関する意識と実態を把握するため、2020年度に設置した「障がい児対策委員会」において、本会会員を対象に予備的調査を実施した。その結果、発達障がい（ASD、SLD、ADHD、DCD）の疾患特性について、「よく把握している」「ある程度把握している」の合計が50.8%、「あまり把握していない」「把握していない（把握する必要がないを含む）」の合計が49.0%であった（図1）。

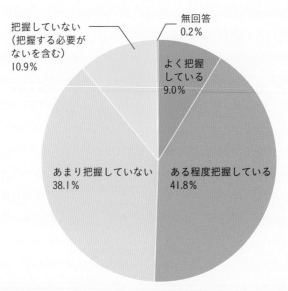

図1　発達障がい（ASD、SLD、ADHD、DCD）の疾患特性の把握

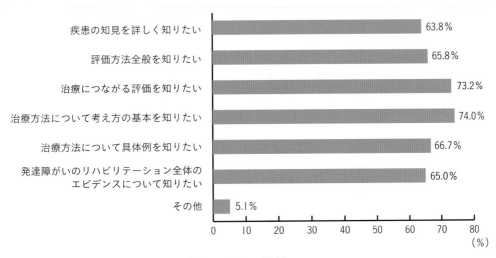

図2　発達障がいの理学療法の実施に関する希望

　一方、発達障がいの理学療法の実施に関する希望においては、「治療方法についての考え方の基本を知りたい」が74.0%、「治療方法について具体例を知りたい」が66.7%となり、理学療法士自身が、発達障がい児への対応に関する知識を求めている状況にあることがわかった。

　そこで本会では、2021年度事業として、「障がい児（発達障がい児）対策運営部会」を設置し、この要望に応える取り組みを行うこととした。

## ◆理学療法士向けパンフレット作成

　障がい児（発達障がい児）対策運営部会での検討の結果、ガイドブックとして理解されやすい平易な内容とし、かつ、年齢層に応じて分類した事例について具体的に記述したパンフレットを作成することとなった。それが、2022年3月に発行された「理学療法士が発達障がいを伴う子ども達と保護者にできることがある」である。

　本パンフレットではまず、発達障害の基礎的な知識の説明と、理学療法士にできることを紹介したうえで、4つの事例について取り上げた（図3）。理学療法士向けであるため、会員限定での公開としているが、本パンフレットを活用して、理学療法士が発達障がい児の支援に理解を深め、よりいっそうかかわる機会を増やしてほしい。

＊　　＊　　＊

　今後の障がい児（発達障がい児）対策運営部会の取り組みとして、障がい児に対する支援についてのエビデンスを収集し、また社会保障制度のなかで理学療法士がどうかかわることができるかについて検討していくとともに、国民・保護者の視点に立った有用な情報の発信を進めていく予定である。以前は、小児理学療法終了の目安は「独歩ができること」が大半を占めて

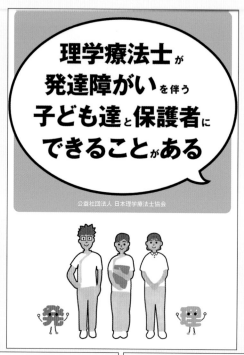

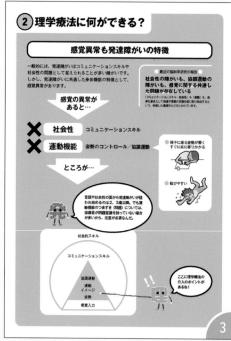

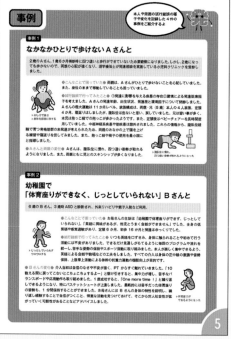

図3　パンフレット「理学療法士が発達障がいを伴う子ども達と保護者にできることがある」（抜粋）

いたが、これからの理学療法として、より多様な支援を行うことができるよう取り組みを続けていきたい。

# 「職場における腰痛予防宣言！」の取り組み

　政府は、第三次産業における労働災害防止対策を第13次労働災害防止計画における重点事項の１つに位置づけ、その推進を図っているが、計画期間中を通して、労働災害は増加している。特に、増加が顕著な小売業や介護施設等を中心として、その対策の見直しが喫緊の課題となっている。

　そこで本会では、2020年より厚生労働省の後援を受け、本会理学療法士が自らの職場の職員に対して腰痛予防策を実施する「職場における腰痛予防宣言！」事業（以下、「本事業」という。）を実施している。

## ◆事業背景

　わが国における業務上疾病（新型コロナウイルス感染症を除く）は、腰痛が全体の約６割を占めている。特に、医療・介護職員を含む保健衛生業で多く、その割合は約８割にものぼっている（表１）。

　このような状況に対して、厚生労働省は2013年に「職場における腰痛予防対策指針」を改訂し、とりわけ、社会福祉施設、医療保健業のような、わが国の福祉・医療制度を担う重要な職場における腰痛の増加を食い止めることを目指し、具体的かつ効果的な腰痛の一層の予防対策を普及する取り組みを行った。しかし、2013年以降も腰痛の増加に歯止めがかからない状況である（図１）。

### 表1　業務上疾病発生状況

| | | 負傷に起因する疾病 | うち腰痛（災害性腰痛） | 物理的因子による疾病 | 作業態様に起因する疾病 | 酸素欠乏症 | 化学物質による疾病（がんを除く） | じん肺症およびじん肺合併症 |
|---|---|---|---|---|---|---|---|---|
| 全業種 | 件数 | 6,533 | 5,582 | 1,214 | 462 | 12 | 241 | 127 |
| | (%) | 72.6 | 62.0 | 13.5 | 5.1 | 0.1 | 2.7 | 1.4 |
| 保健衛生業 | 件数 | 2,090 | 1,944 | 30 | 80 | 0 | 5 | 0 |
| | (%) | 86.7 | 80.6 | 1.2 | 3.3 | 0.0 | 0.2 | 0.0 |

| | | 病原体による疾病（新型コロナウイルスを除く） | がん | 過重な業務による脳血管疾患／心臓疾患等 | 強い心理的負荷を伴う業務による精神障害 | その他 | 合計（新型コロナウイルスを除く） |
|---|---|---|---|---|---|---|---|
| 全業種 | 件数 | 250 | 1 | 37 | 62 | 58 | 8,997 |
| | (%) | 2.8 | 0.0 | 0.4 | 0.7 | 0.6 | 100 |
| 保健衛生業 | 件数 | 169 | 0 | 0 | 24 | 13 | 2,411 |
| | (%) | 7.0 | 0.0 | 0.0 | 1.0 | 0.5 | 100 |

（令和２年「業務上疾病発生状況等調査」より作成）

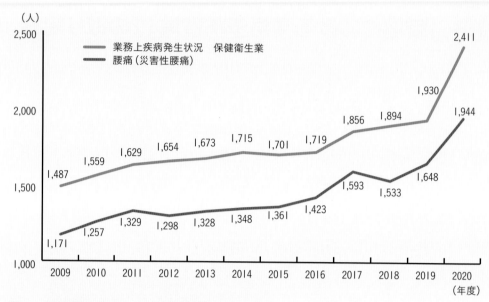

**図1　保健衛生業における腰痛発生状況の推移**
（平成21〜令和2年度「業務上疾病発生状況等調査」に基づき作成）

　腰痛の発生要因として、看護・介護職員では、ベッドと車椅子、ベッドとストレッチャー、ベッド上での患者の移動など移乗介助の作業姿勢・動作の要因によるものが大きいことが考えられるが、それ以外の要因として、①看護・介護等の対象となる人、②福祉用具（機器や道具）の状況、③作業組織などの作業環境、④経験年数などの個人要因、⑤働きがいや同僚・利用者などとの人間関係、⑥休みづらい環境や職場復帰への不安などの心理・社会的要因、が複雑に関与していると考えられる。職員の腰痛は、労働生産性の低下、休職による人手不足・人材確保の観点では、雇用者側にとっても深刻な課題である。

　そのようななか、理学療法士の多くは、病院や介護施設などの保健衛生業の職場に従事しており、動作の専門家として腰痛予防の知見を有している。しかし、その専門性を職場の同僚に対して十分に活用しているとは言い難い。そこで、理学療法士が産業保健領域に係る新たな知識と技術を身に付け、自らの職場の腰痛予防に先導的に取り組むことは、職員や職場にとって有益であり、わが国の労働災害の増加を抑制するにつながるのではないかと考えた。また理学療法士自身にとっても、自らの職場に貢献することにつながり、役割の拡大、多職種との連携強化のきっかけになることが期待される。さらには、このような経験は医療・介護の現場にとどまらず、企業等での腰痛予防など、今後の労働安全衛生分野において理学療法士が活躍するきっかけになったり、経験を蓄積することにつながる可能性がある。このようなことから、本会では「職場における腰痛予防宣言」事業に取り組みを始めるに至った。

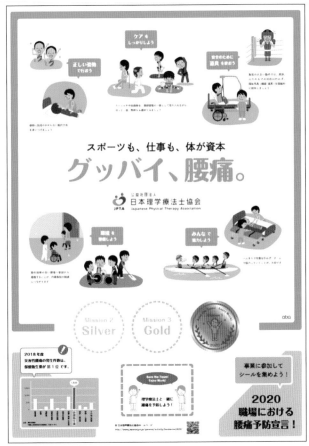

図2　腰痛予防啓発ポスター

## ◆事業内容

　本事業は、3つの取り組み（本事業では「Mission」と呼んでいる）から構成されている。Mission 1は、本会が作成・頒布した腰痛予防の啓発ポスター（図2）を職場に掲示することである。Mission 2は、職場内で他職種に対して腰痛予防講習会を企画・開催することであり、講習会内容は任意としたが、本会から参考として講習会の教材の提供を行った。Mission 3は、職場内の腰痛リスクを見積もり、改善提案を行うことである。厚生労働省は「腰痛予防対策指針」とともに、「腰痛予防対策チェックリスト」を示しており、これらを活用し、自施設における腰痛リスクの見積もりを行うこととした。

　Mission 2に取り組むと「銀メダル施設」、Mission 3に取り組むと「金メダル施設」として認定され、参加特典として、ポスターに貼付する「銀メダル」「金メダル」シールが進呈されるほか、本会ホームページ上において、メダル認定施設として施設名が公開することができ、施設の広報にもつなげることができるようにしている。

## ◆結果

　本事業は2020年1月6日から開始したが、新型コロナウイルス感染症の拡大の影響で同年4月15日をもって一時中断した。その後、感染状況が比較的落ち着いた2021年12月1日から再開し、2022年3月25日まで実施した。

　その結果、認定施設の総数は、銀メダル（Mission 2まで達成）が130施設、金メダル（Mission 3まで達成）が60施設であった。Mission 2で実施された腰痛予防講習会には、看護師や介護職員を中心に10職種以上を含む総勢5,645名の参加があり、全国41都道府県で、幅広い職種を巻き込んだ腰痛予防の取り組みが実施された。

　事業に参加した本会会員の感想としては、「職場での腰痛経験者が多くいること、そして、腰痛で仕事を休職している人もいることに驚いた」「これまで非着衣者では介助量が増えることについて深く考えたことなかったため、知識や介護法に関する助言の引き出しを増やすよいきっかけとなった」「他職種に運動学的・解剖学的な要素・運動を伝える難しさを改めて感じた」「理学療法士等のリハビリテーションスタッフが当たり前に行っていることが、看護師にとっては当たり前ではないことに気づいた」といったものがあり、理学療法士自身も職場の現状、自分自身のスキル、他職種とのかかわりについて、気づきや学びが多い事業となった。

　なお、参加した他職種からも、「非常にわかりやすく、今日からでも取り組める」「ぜひまた研修会を開催してほしい」という声があった。一方で、業務時間内で取り組み時間を確保することや、講習会で伝えた内容を日々継続して実践してもらうためにはどうすればよいかといった課題も、会員の報告から見えてきた。

＊　＊　＊

　本事業は、理学療法士が自らの職場において、腰痛予防に取り組むものであったため、病院や介護施設といった保健衛生業が中心の取り組みである。しかし、腰痛が発生しやすいのは保健衛生業だけではなく、小売業、製造業などを中心に、腰痛リスクをはらむ業種・業態・職種はさまざまである。現状として、こうした産業にかかわる理学療法士は多いとはいえないが、いずれは理学療法士の専門性を活用して、腰痛予防などの労働安全衛生における活躍が期待される。

　本事業を今後も継続して、より多くの職場の職員に、腰痛予防の取り組みを届けていきたい。

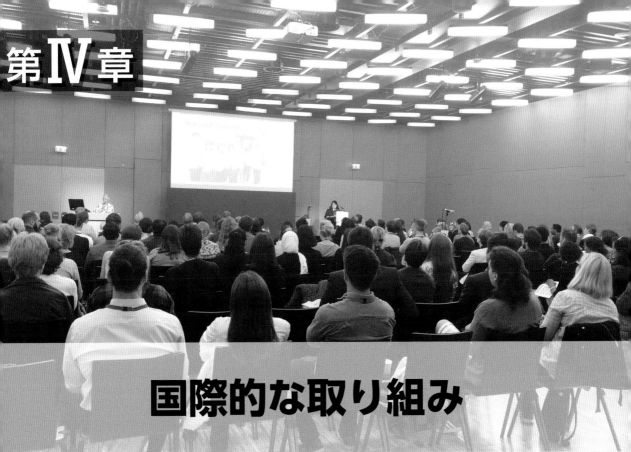

# 第Ⅳ章

# 国際的な取り組み

# 国際協力・貢献に資する事業

## はじめに

2025年は、世界理学療法連盟学会の日本開催が検討されている。これは、1999年の横浜開催以来、約四半世紀ぶりの国内開催となる。学会開催を契機に、国際的な人材の育成や、海外の理学療法士協会との有効な関係性の構築のための諸活動を、さらに推進していく必要がある。

そのようななか、2020年からの新型コロナウイルス感染症の世界的な流行により、本来、国際事業の中心となるはずであった海外渡航や、招聘を前提とした人的交流が制限されることになり、事業遂行に多くの困難が生じた。

しかしながら、オンライン会議などのインターネットを介したツールの発展・活用により、パンデミック以前よりはるかに多くの会員交流や関係醸成、また、アジア・アフリカ健康構想やスーパーシティ構想などの国策を踏まえた調査事業などに取り組むことができた。

本項では、2021年度に実施した、他国・他地域の理学療法士協会などとのオンライン上での交流、人材育成、SNSでの情報配信などの国際事業を紹介する。

## 世界理学療法連盟 アジア西太平洋地区 Webinar

2022年1月22日、世界理学療法連盟アジア西太平洋（AWP：Asia Western Pacific）地区主催「AWP Webinar: Physiotherapy profession and technology」（図1）がオンラインで開催され、本会が運営を担当した。本イベントは、2021年の世界理学療法連盟総会時に、コロナ禍で希薄になった加盟組織間のつながりを深めるとともに、コロナ禍での理学療法士の働き方の変化などの多くのトピックスについて情報交換を行うために、加盟組織でオンラインイベントを主催することを、本会が動議として提案・承認されてスタートした、AWP地区Webinarシリーズの第1回である。

当日はAWP地区執行委員会委員長のSuh-Fang Jeng氏より基調講演が行われた。ま

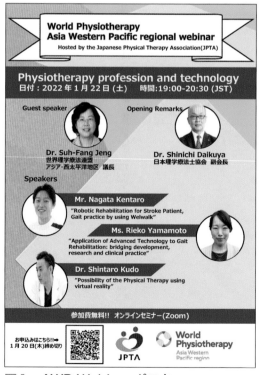

図1　AWP Webinar ポスター

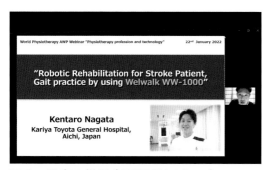

図2　発表の様子（AWP Webinar）

た、森ノ宮医療大学の工藤慎太郎氏、慶應義塾大学の山本理恵子氏、刈谷豊田総合病院の永田健太郎氏が、本イベントのテーマである「Physiotherapy profession and technology」に沿って、歩行アシストロボットなどのリハビリテーション支援ロボットや、リハビリテーションVRなどのテクノロジーを活用した理学療法について、講演を行った（図2）。

　20の国と地域から約180名が参加し、理学療法士としての経験年数は4〜35年目と、幅広い世代からの参加があった。全参加者を対象としたアンケートでは、約80％から満足、大変満足であるとの回答を得ることができた。また、このような国内外の参加者を対象としたイベントへのニーズも確認できた。

　今後も本イベントのような、海外参加者も対象としたイベントを実施していく予定だが、国際活動経験がない本会会員も本活動の対象と捉え、より参加しやすい企画運営を行っていく。

## Global Café

　Global Caféは、国内外から参加者を募集し、交流を図るオンラインイベントである（図3）。本イベントの目的は、多様な国や地域の理学療法士の考えや思いを知ること、そして英語を用いてコミュニケーションをとる機会をつくることを通じて、本会会員の国際的な活動を展開するモチベーションを向上させ、国際的なキャリ

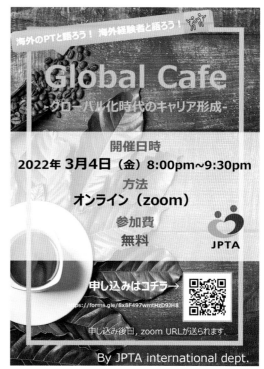

図3　Global Caféフライヤー

アプラン形成の一助とすることにある。日本を含むさまざまな国や地域からゲストスピーカーを招き、キャリア形成や国際協力、他国の理学療法士の活動について話題を提供してもらうとともに、関連したテーマに沿って小グループでのディスカッションを行う、オンラインイベントをシリーズ開催した（図4）。

　国際的な活動に興味があるが、英語に苦手意識がある人が一定数いると見込み、月2回開催のうち1回を英語で、もう1回を日本語で行う会とした。

　2021年度は3月に2度開催し、初回は3月4日に開催され、「ざっくばらんに語ろう！　PTの国際活動」をテーマに、本会の国際化推進作業部会部会長である渡辺長氏（帝京科学大学）が、自身が築いてきたキャリアやその過程で影響を受けた経験を語り、参加者と共有した。日本語で行う回であったにもかかわらず、国外か

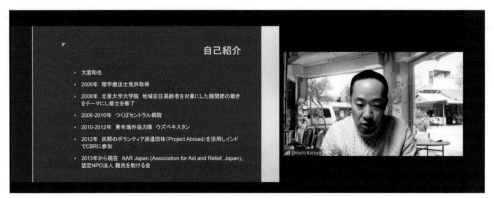

図4　ゲストスピーカーの発表の様子 (Global Café)

らも関心が寄せられ、参加者は49名であった。グループディスカッションをはじめ、内容、構成ともに、多くの参加者から好評を得た。

2回目は3月18日に開催され、「Career Talk」をテーマに、台湾の理学療法士Hunter氏から、英語での話題提供があった。Hunter氏は、クリニックでの勤務の傍ら、理学療法に関する動画コンテンツをウェブサイトにアップロードしており、主にオンラインでの活動を紹介した。また、ダイレクトアクセスの強みについても共有され、日本の理学療法を取り巻く環境との違いが際立った内容であった。参加者は33名で、グループディスカッションでは、日本を含むさまざまな国の理学療法士が英語で活発に意見を交わした。

2022年度も日本語開催、英語開催で、月に2回実施する予定である。本イベント開催時の交流にとどまらず、開催後にも参加者同士の関係が継続・発展することがあれば、国際的なキャリア形成の第一歩となり、今後の展開にも期待できる。

## オンライン言語交換事業 (JOPTEP)

JPTA Online Physical Therapist Exchange Program(以下、「JOPTEP」という。)は、本会会員の語学力の向上、ならびに

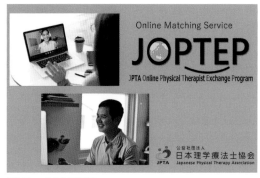

図5　JOPTEP

本会会員と海外理学療法士との交流を目的とした、1対1マッチングサービスである(図5)。登録者は、海外の理学療法士とマッチングされれば、オンライン会議ツールを使って交流することができる(図6)。

JOPTEPは2021年10月4日にリリースされ、2022年3月現在、アジアを中心とした11の国や地域、また日本国内から約50名の理学療法士が登録している。今後、世界各国の理学療法士協会との展開を予定している。

今後、国内はもとより、海外の理学療法士に対しても、わが国の理学療法士の認知度を上げていくためにJOPTEPの広報活動に尽力していくが、先述したGlobal Caféの参加者アンケートからは、「海外ボランティアに興味がある(経験者の話を聞きたい、後押ししてほしい)」

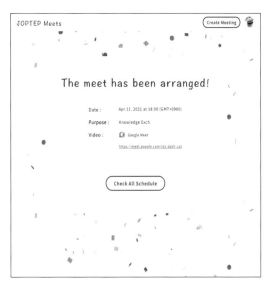

図6 JOPTEPサービス画面

JOPTEPの普及に力を入れていく。

## Multinational Online Exchange（MOE）

Multinational Online Exchange（MOE）とは、日本や他国の理学療法、および理学療法関連分野における諸課題と対策について、意見交換・交流を行うオンラインイベントである。初回は、「理学療法士と公衆衛生」をテーマに、カジュアルなスタイルでの関係醸成、および海外理学療法士協会との交流を通じた理学療法の動向や職能的課題の情報収集を目的として、本会主催でWebinarを実施した。

2022年3月26日、アメリカ理学療法士協会、韓国理学療法士協会、台湾理学療法士協会と本会の4カ国からゲストスピーカーを迎え、各国の現状や取り組みが発表された（図7）。アジアを中心とした14カ国から約120名が参加し、盛会のうちに終えることができた。特にアメリカ理学療法士協会からは、新たに会長となったRoger Herr氏に登壇していただいた。新会長になって初めての合同実施イベントとなり、事前打ち合わせなどを含めて、Herr会長と直接的にコミュニケーションを深める貴重な機会となった。また、韓国および台湾の理学療法士協会とは、現在までにさまざまな事業でかかわり

といった国際活動への興味だけでなく、「新しいつながりができるのが楽しい」「いつもとは違う刺激が欲しい」「ちょっとチャレンジしたい」といった声も聞かれた。JOPTEPを「語学力向上」のツールとしてのみ捉えるのではなく、「国際活動に興味のある人同士のつながりをつくる」ツールとして広めていくことで、利用者のニーズに応えたい。また、日本人同士のマッチングも検討が進んでいる。登録者を増やし、より利用しやすいサービスとなるように、今後、

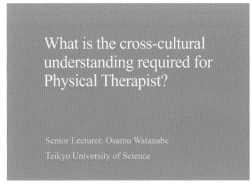
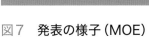
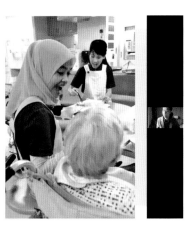

図7 発表の様子（MOE）

を深めており、今後も継続的に協働の機会をつくり、関係を構築していくという方向性を確認できた。

第2回は、日本およびイギリス理学療法士協会、インドネシア理学療法士協会、シンガポール理学療法士協会からゲストスピーカーを招き、2022年7月に開催予定である。

関係醸成の事業では、長期的な視野をもって、他国の協会と戦略的かつ互恵的な関係性の醸成を図っていく。

## カンボジア人材育成事業

本会は、国立国際医療研究センターが厚生労働省より委託され、主体となって実施している医療技術等国際展開推進事業の採択を受け、2019年度より、カンボジアにおける非感染性疾患に対するリハビリテーション専門職人材育成の展開事業を行っている。カンボジア健康科学大学、理学療法士協会、大使館などの関連諸団体との連携に基づくリハビリテーション人材の育成事業を通じ、長期的には、カンボジアの非感染性疾患の予防、患者の治療や機能回復、職場復帰、生活の質の向上などに貢献することが目的である（詳細は「理学療法白書2020」および「同 2021」を参照）。

2021年度は、目標達成のためにワーキング

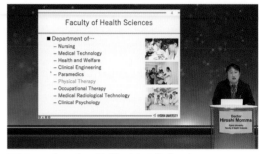

図8　バーチャルサイトビジット

グループを設置し、カンボジア側カウンターパートらと協働して、バーチャルサイトビジットを開催した（図8）。カンボジア健康科学大学から11名が、わが国の大学院教育（東京都立大学、杏林大学）をオンラインで視察し、修士課程設置に向けた研修、高等教育展開推進のための具体的協議、カリキュラム開発などを行った。

また、オンラインにて指導者育成研修を開催し、カンボジアのプノンペン、タクマウ、バタンバン、シェムリアップ、シアヌークビルの5都市の人材育成担当責任者に対し、感染症対策を前提とした研修事業の展開を含めて研修および意見交換を行った。

ハイブリッド形式で開催された第21回全国カンボジア理学療法学会では、シンポジウム

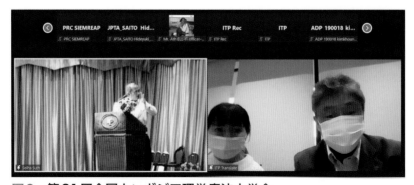

図9　第21回全国カンボジア理学療法士学会
（左：So Visal会長、右：本会斉藤会長）

や発表などの5つのプログラムで登壇した（図9）。さらに、日本企業8社の協力のもと、オンラインで医療器材の説明会を実施した。本会が購入した日本製のシミュレーション教育機材を、カンボジア健康科学大学に8台導入し、教育機材などの使い方や指導方法などのフォローアップも付加した。

本事業は採択を受けて3年目となるが、4年目となる次年度についても、政府のアジア・アフリカ健康構想の動きを鑑み、継続予定である。

## 情報配信事業

本事業は会員のみならず、一般国民や国内外のステークホルダーに対して、国際的な情報や日本国内の情報を多様なチャネルで配信することで、国内外における本会活動や理学療法士に対する理解、および対外的な本会のプレゼンスの向上を目指すものである。

2020年度よりSNS（FacebookおよびInstagram、図10）の運用を開始し、2021年度からは本事業の作業部会を設置し、各部員で投稿記事をシェアしたり、海外理学療法士協会のSNS

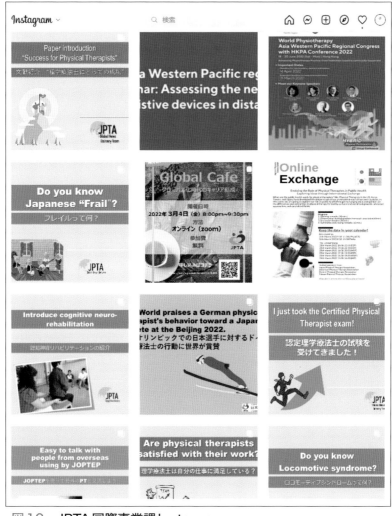

図10　JPTA国際事業課Instagram

第Ⅳ章

国際的な取り組み

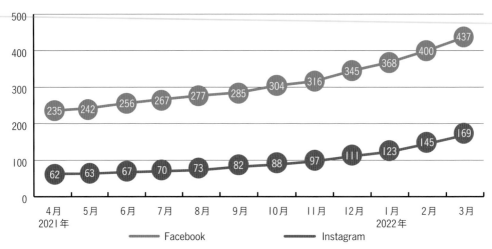

図11　JPTA国際事業課SNSフォロワー数の推移

アカウントの相互フォローを行うことにより、フォロワーの増加、情報の拡散を図った。その結果、年度末の総フォロワー数は約600人、リーチ数は最大2,800となり、フォロー、シェアなどを通じて、本会事業に対して海外の理学療法士が興味を示している事例を確認することができた（図11）。

2022年度はInstagram、Facebookのみならず、YouTubeでの動画投稿やInstagramのリールなど、いくつかの方法やチャネルを用いつつ、PDCAを繰り返しながら裾野の広い、かつ複層的な情報配信を行う予定である。

## アジアを中心とした予防・ヘルスケア推進事業

予防・ヘルスケアの仕組みの構築に資する事業を展開できる国や地域に関する情報を収集し、関係する省庁、士会、他組織・部署などと協働することを目的として、士会に国際事業や予防ヘルスケアに関するアンケートを実施した。アンケート調査の結果を検討し、事業展開が検討できる他国として、アジア地域ではイン

ドネシア、カンボジア、国内の地方公共団体としては、つくば市、大阪市が挙げられた。さらに、候補地で直接・個別的な理学療法技術の活用をモデル的に導入できるかどうかなどを検討した。

次年度は、これらの結果を踏まえて、先進的な予防・ヘルスケア事業に対する取り組みとして、国内外からの事業公募を予定している。

## おわりに

国際的な事業は、新型コロナウイルス感染症の影響を強く受けてきたが、オンライン会議ツールなどを駆使し、国内外問わず、協働事業などを通じて人的交流を続けてきた。また、国際社会への貢献はもちろん、国内においても国際的な感覚の醸成につながる取り組みを、さまざまに工夫しながら実施した。2025年は、世界理学療法連盟学会が日本で開催される予定であることを鑑み、今後ますます進むグローバリゼーションに対応できるような事業が期待されている。

# 国際調査・情報収集事業

## はじめに

　本事業は、国内外の関係団体と意見交換や協力を行いながら、国際的に多様な情報を収集・調査し、本会事業に活用することを目的とした事業である。これには、世界理学療法連盟（World Physiotherapy）、世界理学療法連盟アジア西太平洋地区（AWP：Asia Western Pacific Region）、およびアジア理学療法連盟（ACPT：Asian Confederation for Physical Therapy）における諸活動からの情報収集が含まれる。加えて、政府系組織、地方公共団体、企業、さらに障害分野NGO連絡会（JANNET：Japan NGO Network on Disabilities）における諸活動からの情報収集も含まれる。

## 世界理学療法連盟学会

　ドバイで開催される予定だった2021年の世界理学療法連盟学会は、2021年4月9～11日にオンラインで行われた。概要は以下のとおりである。

4月9日　開会式、シンポジウム、Workshop、プレゼンテーションなど

4月10日　シンポジウム、Discussion session、セミナーなど

4月11日　シンポジウム、Workshop、Networking Session、閉会式など

　開会式において、世界理学療法連盟の会長であるEmma Stokes氏は、その挨拶のなかで、新型コロナウイルス感染症の影響を受けたもの

のオンラインで開催できたこと、将来に向けた理学療法のつながりをつくることなどを強調していた。続いて、世界保健機関の事務局長Tedros Adhanom氏が動画にて登場し、「生涯にわたって、3人に1人はリハビリテーションが必要になる」と述べ、リハビリテーションのグローバルな展開、実践の必要性を示唆した。

　ライブ配信された内容は、学会終了後に録画データを視聴することが可能であった。また、Focused symposiaなどの複数名のスピーカーが参加する形式では、録画データの再生による発表も活用され、これまでの世界理学療法

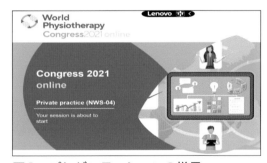

図1　プレゼンテーションの様子

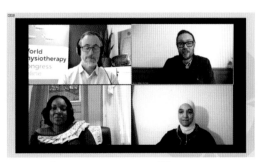

図2　ディスカッションの様子

第Ⅳ章　国際的な取り組み

79

連盟学会にない運営方式で行われた（図1、2）。

　さらにライブ配信では、通訳機能（機械的なディクテーションなど）も体験できた。Workshopはリアルタイムで行われ、若干の時差はあるものの他国の理学療法士たちと交流する場となっていた。

　閉会式では、世界理学療法連盟CEOのJonathon Kruger氏から関係者やスポンサー企業などへ謝意が述べられ、122カ国からの参加があったこと、また日本での開催に向けた半田会長（当時）の動画などを紹介し（図3、4）、学会のliveセッションやオンデマンド動画の視聴について案内が行われた後、学会は閉会した。

　2021年の会議開催後、2023年の世界理学療法連盟学会・総会について世界理学療法連盟と複数回の調整を行い、東京での開催を予定していた2023年学会をアラブ首長国連邦（UAE）のドバイでの開催に変更することが決まった。変更の理由は、ドバイは2020年7月以降も外国人観光客が入国可能な状態であり、2020年万博を含む重要な国際イベントの開催も成功させており、2023年において対面での学会を確実に開催することが可能なことにあった。日本開催については、2025年に本会が創立60周年を迎えることもあるため、2025年に開催する条件などに関して継続的な検討を行っていく予定である。

## 世界理学療法連盟に関する諸活動

　世界理学療法連盟のアドボカシー活動に関しては、ポリシーステートメント、世界理学療法の日、理学療法士エントリーレベル教育の枠組み、世界理学療法連盟規則などの邦訳や文言の確認、そして年次調査に関して協力した。

　世界理学療法連盟は、専門職としての理学療法士によって世界的に用いられるようになっている4つの用語、すなわち、プライベートプラクティス（Private Practice）、オートノミープラクティス（Autonomy Practice）、セルフリファーラル（Self-referral）、ダイレクトアクセス（Direct Access）を同定した。例えば日本においては、医師の処方なく理学療法士が患者の治療にあたることは違法である。しかし、世界理学療法連盟による定義をもとに国内の就業状況をみると、必ずしも医療現場ではなく、企業、あるいは保健・予防分野でサービス提供を行っている理学療法士もおり、これらの幅広い活動が、こうした用語に含まれていることなどが明らかとなった（図5）。

## 世界理学療法連盟アジア西太平洋（AWP）地区に関する諸活動

　5月8日に、世界理学療法連盟アジア西太

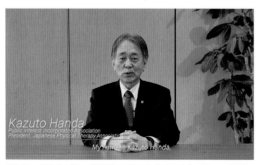

図3　閉会式の場面：半田会長（当時）の動画

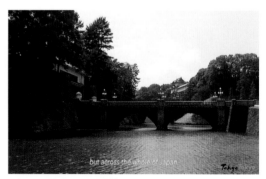

図4　日本での開催に関する紹介

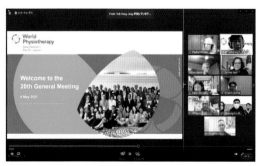

> 1）**Private practice（プライベートプラクティス）** *個人（民間）での実践
>   理学療法士個人、または民間企業による実践（治療院等のいわゆる"開業"は当てはまらない）
>   スポーツクラブや企業、WEB、地域等理学療法サービス（助言・指導を含む）を行うもの
>   3）の受け皿となるサービス提供や社団法人による住民へのサービス提供も含まれる
>   公的保険等、国などから資金提供を受けない環境で行われるが、公的資金で委託される場合もある
>   （地域でのサービス等）
> 2）**Direct access（ダイレクトアクセス）** *直接アクセス
>   理学療法士が医師の処方を要さず直接サービス提供すること（保険内、保険外、処方ありが含まれるが、
>   現状、日本国内では保険外（自費）に限定される）
>   理学療法士は自分の裁量権で理学療法サービス（検査・測定、評価および介入、治療の必要性、
>   治療時間、回数等を判断）を実施し、自らの行為に対して全責任を負う
>   社団法人による住民を対象とした相談事業や予防関連事業も含まれる
> 3）**Self-referral（セルフリファーラル）** *自己照会（自身での問合せ）
>   利用者が医師や医師の紹介状を介さずに種々の身体的な不調、精神心理的な不調、薬物・アルコール依存、
>   出産前後のケア、腰痛対策等に関する相談をしたり、サポートやサービスの提供を受けたりするもの
>   電話やオンライン（アプリ）での対応、地域サービスも含まれる
>   社団法人による住民への対応やサービス提供、チーム医療の範疇における院内等でのいわゆる予診
>   （状態確認）も含まれる
> 4）**Autonomy Practice（オートノミープラクティス）** *自律した実践
>   理学療法士の専門性による国民の利益に資する自律した実践
>   理学療法士の職能、技能を用いての医師をはじめ関連スタッフと連携した行動
>   チーム医療の範疇における院内等でのいわゆる予診（状態確認、医師の診療を促す行為）も含まれる

**図5　世界理学療法連盟の定義をもとにした本会における各用語の解釈**

平洋（AWP）地区のオンライン総会が開催された。同地区執行委員会から、委員長のSuh-Fang Jeng氏（台湾）、副委員長のSu Fen Yew氏（マレーシア）、そして委員のGillian Webb氏（オーストラリア）、Dinesh Verma氏（シンガポール）、西山花生里氏（日本）、Royson Mercado氏（フィリピン）が参加した。世界理学療法連盟からは、内山靖氏（世界理学療法連盟理事、本会副会長）のほか、Jonathon Kruger氏、Rachel Moore氏、Dan Moore氏、Pablo Devo Cabra氏が参加した。加えて、AWP加盟組織（28協会）から、代表者などが参加した。

本総会において、本会から立候補していた大工谷新一副会長がアジア西太平洋地区の執行委員会委員に選出され、内山靖副会長（世界理学療法連盟理事）とともに、世界理学療法連盟の運営に携わることになった。第1回目の同委員会の会議において、西山花生里氏（本会職員）ほか前委員会メンバーより引き継ぎを受けて協議が行われた結果、大工谷副会長の任期は2年で、財政委員となった。また、2022年6月に香港で開催される地区学会では副大会長を任命され、財政的な観点から、準備や調整を委員会内で進めることとなった。

なお、同総会において本会から提案したWebinarは、担当事務局ほかと調整のうえで準備、運営を進めることとなった（「世界理学

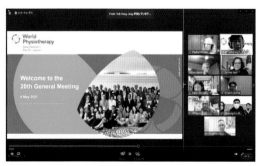

**図6　オンライン総会の様子**

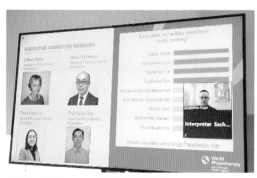

**図7　総会での選挙結果報告**

療法連盟アジア西太平洋地区Webinar」の項、72頁参照）。このほか2022年6月に開催するAWP地区学会 in 香港の参加促進に向けた取り組みとして、本会WebサイトやSNSにおいて複数回の広報活動を行うとともに、国際活動協力者として登録されている会員の方々にも案内を行うなど、積極的な周知を図った。

委員会での諸活動と本会事業へのつながりについては、活動を通じた情報収集、本会事業の企画立案、内外に向けた本会のプレゼンスの向上などに寄与していることは間違いない。今後も、本会役員らの国際的な活躍が期待されている。

## 政策に関連する諸活動

本会では、ユニバーサルヘルスカバレッジ、およびグローバルな健康・長寿の達成に向けて、内閣官房健康医療戦略室が主導するアジア健康構想やアフリカ健康構想、経済産業省の国際ヘルスケア拠点構築推進事業、厚生労働省における医療技術等国際展開推進事業、国土交通省における日ASEANスマートシティ・ネットワーク官民協議会（JASCA：Japan Association for Smart Cities in ASEAN）などに関連する事業を展開している。ここでは、アジア健康構想に関連する事業、スーパーシティ／スマートシティ構想に関連する事業について紹介する。

## アジア健康構想に関連する事業

まず、アジア健康構想に関連する事業として2021年度は、これまで対面で開催されてきたアジア理学療法フォーラムを、初めてオンラインで開催した。「ニューノーマルの時代におけるアジアでの人材育成について」というテーマで行われた第3回アジア理学療法フォーラムでは、18の国と地域から、オンラインまたはオンデマンドで参加があった。

開会式では、WHO親善大使で参議院議員の武見敬三氏、医療介護福祉政策研究フォーラム理事長の中村秀一氏、内閣官房健康医療戦略室から同室次長の森田弘一氏が登壇し、アジア理学療法フォーラムに向けた期待のほか、現在のアジア健康構想の進捗などが紹介された。続くシンポジウムでは、これまでテクノロジーを活用した事業などで本会と協働してきた台湾、モンゴル、シンガポールの各協会から、それぞれ取り組みが紹介された。さらに、障害分野や地域でのケア向上に向けた人材育成で協働してきたカンボジア、インドネシア、韓国の各協会から、それぞれ取り組みが紹介された。ディスカッションパートでは、各協会からさまざまな意見が述べられた（図8）。なおこのフォーラムに関して、日本語と英語でそれぞれ報告書を作成・発行している（図9）。

> **テーマ：ニューノーマル時代におけるアジアでの人材育成について**
> ・テクノロジーを活用し、国境を越えた協力、他国・地域での人材育成や、遠隔での理学療法実践のUse Caseの構築、サイバーユニバーシティ等での人材育成なども検討しうるのではないか。
> ・検討のポイントは絞る必要もあるだろう。テクノロジーについては、当該国や地域のニーズ、技術、発展度などにあわせて、現実的かつ実践的な人材育成の実施方法の検討も必要なのではないか。
> ・学生教育における安全、安心な臨床実習の実施促進、メンタルヘルス支援の促進、教育と卒後のギャップを埋める人材育成の必要性があるのではないか。
> ・感染症対策、呼吸器系疾患の理学療法技術、集中治療室などでの業務実践などリスク管理と急性期でも活動ができうるカリキュラムなどが今後、理学療法士の人材育成に必要ではないか。
> ・2協会間協定、多協会間などを結びアジア地域での人材育成の協力体制を構築し、人材育成を推進していくことが望ましいのではないか。

図8　第3回アジア理学療法フォーラムで集約されたご意見

次回は対面での開催ができることを願い、アジア理学療法フォーラムは閉会した。

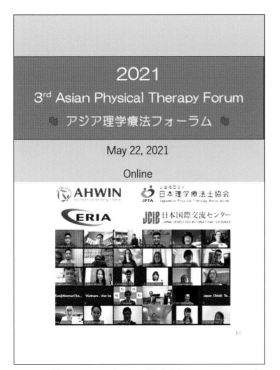

図9　第3回アジア理学療法フォーラム報告書（日本語版、英語版）

## スーパーシティ／スマートシティ構想に関連する事業

次に、スーパーシティ／スマートシティ構想に関連する事業として、2021年度は「日ASEANスマートシティ・ネットワーク ハイレベル会合」に参加した。日ASEANスマートシティ・ネットワーク ハイレベル会合は、スマートシティを推進していくためにASEANと日本が協力し、ASEAN側のニーズや日本側のノウハウ・技術を共有するとともに、官民のマッチングの場を提供することを目的として開催される会合である。

2021年10月18日に開催された「第3回 日ASEANスマートシティ・ネットワーク ハイレベル会合」は、持続可能で強靭な都市・交通に関する国際会議 Aichi 2021の1つとして開催され、ASEANでのスマートシティの推進に対する日本の取り組みや課題などについて、意見交換がなされた。

本会からは、「分野毎のスマートシティ技術・事例紹介」のヘルスケアに関するセッションにおいて、大工谷新一副会長が登壇し、テクノロジーを活用した直接的・間接的な理学療法の事

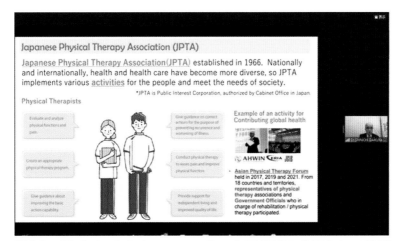

図10　同イベントにおいて、ヘルスケア領域の代表として登壇する大工谷副会長

例を紹介したほか、スマートシティでの保健、予防、健康増進などのヘルスケア分野における理学療法技術の発展性などについて発表を行った。後日、インドネシアのマカッサル市からコンタクトを受けてオンラインで意見交換をするなど、わが国の政策に関する取り組みに関連しながら、情報収集や共有の機会を得ることができた。

## 関係団体に関する諸活動

本会は25年以上にわたり、障害分野NGO連絡会（Japan NGO Network on Disabilities）の活動を支援してきた。具体的な活動としては、国立国際医療センター、障害者リハビリテーション協会などと連携し、グローバルヘルスや、国際的な障害者を取り巻く事情（障害者の権利条約、人間の安全保障、Rehabilitation2030、持続可能な開発目標（SDGs）など）に関して、長期的に事業に活用しうる国際的な情報を収集しつつ、あわせて関係性の構築を行った。

## おわりに

グローバリゼーションの進む社会においては、多様な切り口での理学療法士の活動が必要となる。2022年度の重点事業に、免許の国際的な利活用に関する事業が検討されているなか、国際的な視点をもちつつ、国内で会員が活躍できるような取り組みの実施に向けて、国際的な情報の調査・収集は必要不可欠であるといえる。

# 「理学療法標準評価」の確立に向けて

　これまで利用されてきたリハビリテーションにかかわる評価は、対象とする疾患や病期など
に応じて多様化しており、一貫して障害度などを表すことができるものは少ないと思われる。
さらに、疾患特異性に優れている評価では、包括的に理学療法自体の有意性を示すことが難し
いことも考えられる。

　そこで本会は、理学療法士が働くすべての分野（医療・介護）、およびすべての領域（予防・
急性期・回復期・生活期）において、一貫して利用できることを目指した指標として、「理学
療法標準評価票」（図1、2）、および「理学療法標準評価票使用ガイド」の作成を進めた。

　理学療法標準評価は、理学療法士の専門性ともいえる「基本動作能力」の状態を評価するこ

## 理学療法 標準評価票

【 記入にあたって 】
○　各動作について、「評点」のうち評価時点の状態に最も当てはまるもの1つだけ○を付けてください。
○　運動・動作能力があるにもかかわらず、何らかの理由で減点となった場合は、
　　「減点理由」にその理由を次のaからdのうち、最も当てはまるものを1つ選んで○を付けてください。

1．基礎動作評価項目

| 1) 寝返り（困難度の高い方向について評価） | 評　点 | 減点理由 |
|---|---|---|
| 4：普通にしている | 4 | a. 痛み |
| 3：しているが異常な方法 | 3 | b. 医師の指示 |
| 2：普通にできる | 2 | c. 疲労 |
| 1：できるが異常な方法 | 1 | d. その他 |
| 0：介助なしではできない | 0 | |
| X：評価不能・不明 | X | |

| 2) 起き上がり | 評　点 | 減点理由 |
|---|---|---|
| 4：普通にしている | 4 | a. 痛み |
| 3：しているが異常な方法 | 3 | b. 医師の指示 |
| 2：普通にできる | 2 | c. 疲労 |
| 1：できるが異常な方法 | 1 | d. その他 |
| 0：介助なしではできない | 0 | |
| X：評価不能・不明 | X | |

| 3) 30秒以上の座位保持（端座位） | 評　点 | 減点理由 |
|---|---|---|
| 4：普通にしている | 4 | a. 痛み |
| 3：しているが異常な方法 | 3 | b. 医師の指示 |
| 2：普通にできる | 2 | c. 疲労 |
| 1：できるが異常な方法 | 1 | d. その他 |
| 0：介助なしではできない | 0 | |
| X：評価不能・不明 | X | |

| 4) 立ち上がり | 評　点 | 減点理由 |
|---|---|---|
| 4：普通にしている | 4 | a. 痛み |
| 3：しているが異常な方法 | 3 | b. 医師の指示 |
| 2：普通にできる | 2 | c. 疲労 |
| 1：できるが異常な方法 | 1 | d. その他 |
| 0：介助なしではできない | 0 | |
| X：評価不能・不明 | X | |

図1　理学療法標準評価票

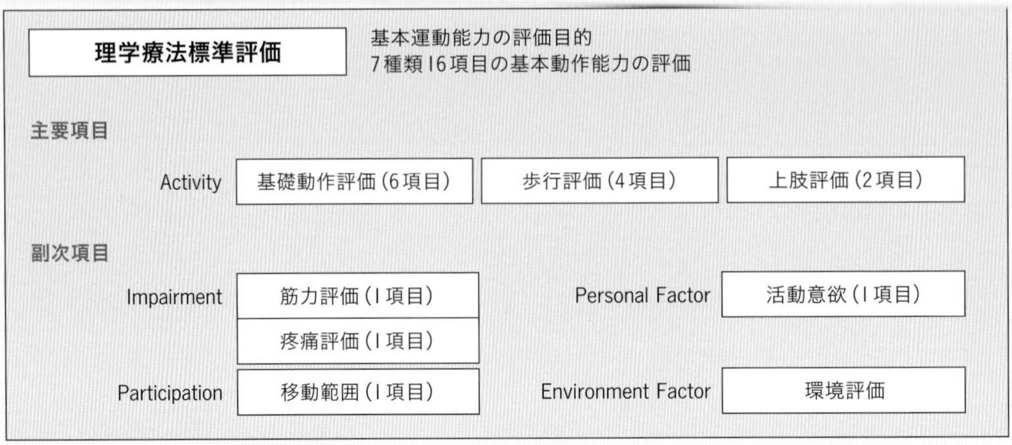

**図2　理学療法標準評価の構成**

とにより、患者や利用者の現状の能力を把握し、理学療法プログラムや介護計画の指標となる評価が可能になることを目標に、開発を進めた。現在も、①検査が簡便に行えること、②検査において特定の器具や環境を設定しないこと、③理学療法の有意性を示すことができること、の3点を特長とした評価になるよう、検討を続けている。

## ◆理学療法標準評価の作成までの経緯

　理学療法標準評価を作成するため、2019年度、理学療法標準評価作成委員会が設置された。理学療法標準評価作成委員会では、まず理学療法標準評価票第0版を作成し、プレフィージビリティスタディ（試験使用）にて検証し、第1版を作成した。

　2020年度には、第1版を用いて、協力施設での「新たな理学療法評価票の作成に向けたその効果と使用に関する評価研究（フィージビリティスタディ）」を実施し、84名の症例において評価票を使用し、その使用感についてのアンケートも収集した。

　その結果を踏まえて改訂した第2版にて、本会会員の協力を得て、「大規模調査・研究」を実施した。その結果、1,467名の症例を収集することができ、その分析結果をもとに、FIMや介護認定評価と高い相関をもつ評価として、第3版の素案を作成するに至った。また、簡便に5項目で評価できる「リハビリテーション必要度評価」は、スクリーニングとして使用可能であることも示された。

　理学療法標準評価作成委員会は、第3版素案作成をもってその役目を終えた。理学療法標準評価の完成、および一般化・大規模化の任を担うことになったのは、理学療法標準評価推進運営部会である。

## ◆理学療法標準評価推進運営部会の活動

　2021年度に設置された理学療法標準評価推進運営部会では、まず第3版素案、および大規

模調査・研究における使用感に関するアンケートをもとに、理学療法評価第3版を完成させた。それとともに、システム検討ワーキンググループ、教育ワーキンググループ、普及啓発ワーキンググループを設置し、一般化・大規模化について検討した。

　その結果、2021年度の取り組みとしては、新生涯学習制度が開始される2022年度にあわせて理学療法標準評価を公開できるよう、ホームページ・会報誌での広報の準備、および会員向けeラーニングのコンテンツの作成を行うこととなった。

　また、システム検討ワーキンググループでは、国のデータベースや調査などに採用されうるデータベースとなるよう、システム構築の検討を進めてきた。その結果、システム構築に向けては病期をまたぐ症例のデータ収集が必要であると判断し、まずは縦断研究を実施したうえで、その結果をもとに、再度システムについての検討を行うこととなった。

　理学療法標準評価は、現段階では診療・介護報酬算定の根拠となる評価票とはなっていないが、臨床現場で使用されるなかでの意見を収集したうえで、さらなる研究やシステム開発を行い、普遍的な理学療法評価となることを目指している。

文献
1)　日本理学療法士協会：理学療法標準評価.
　　https://www.japanpt.or.jp/pt/function/standardevaluation/　（2022/9/2閲覧）

# 「理学療法ガイドライン第2版」の発行

　理学療法ガイドラインとは、医師や理学療法士と患者が、協働して適切な臨床判断をできるよう支援することを目的として、体系的な方法に則り作成された総説集のことである。

　2021年度に本会監修のもと出版した「理学療法ガイドライン第2版」[1]は、発行からまもなく完売し、即重版となるなど、好評をもって受け入れられた（図1）。本事業は、1,400名を超える会員および関係者の方からいただいた多大なご協力により実現できたものであり、2015年度の事業開始から約5年の歳月をかけて完成することができたことに、この場を借りて御礼申し上げたい。

## ◆理学療法ガイドライン第2版

　理学療法ガイドライン第2版は全21章からなり、41の疾患・外傷を取り上げている。各章は、疾患総論、用語解説、重要度の高い臨床での課題を取り上げた複数のクリニカルクエスチョン（CQ：Clinical Question）、網羅的に収集した研究論文を対象としたシステマティックレ

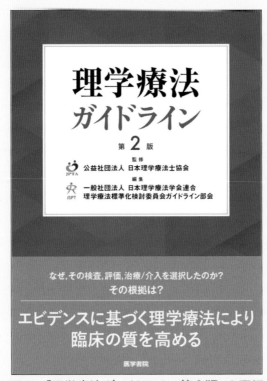

**図1　「理学療法ガイドライン第2版」の表紙**

ビューに基づく推奨、もしくは、理学療法士が専門家としての意見をまとめたステートメントを記載したもので構成されている。それぞれのCQは、PICO/PECO式[*1]を立て、文献検索の実施、システマティックレビューを行ったうえで、推奨文としてまとめている。

なお、理学療法ガイドライン第2版は、世界的な診療ガイドラインの標準的な作成および運営方法を提案する、日本医療機能評価機構EBM普及推進事業（Minds）のガイドライン作成方法に準じて作成されている。会員限定で公開しているWeb版には、ガイドライン評価ツールであるAGREE II（The Appraisal of Guidelines for Research and Evaluation II）で示された内容を掲載しており、推奨作成の経過や一般向けサマリーに加え、バックグランドクエスチョン（BQ：Background Question、標準的な知識をQA形式で記載したもの）、明日への提言、Future Research Questionも含めた。現在は会員限定での公開だが、Mindsのガイドライン評価・選定をクリアし、Mindsガイドラインライブラリにて広く一般に公開された暁には、より多くの医療専門職および患者の方々に活用いただけるものと考えている。

＊1　どのような患者に（Patient）、どのような評価・治療をしたら（Intervention/Exprosure）、何と比較して（Comparison）、どのような結果になるか（Outcome）、という4つの要素に定式化すること。

## ◆発行までの道のり

本会は、2011年度に「理学療法診療ガイドライン第1版」を発行した。そして、活用の促進を図ることを目的に、より臨床で使いやすい形式として「ダイジェスト版」が2013年度に公開された。

一方で、ガイドラインという特性上、数年おきでの改訂が必要との判断から、第2版の作成に向けて、2015年度にガイドライン・用語策定委員会が設置され、翌2016年度には作成班ごとに班員や外部委員の構成、スコープ案の検討が進められた（図2）。そして、ガイドライン作成方法やシステマティックレビュー（SR）に関する研修会を通じて班員の素地をつくる一方、修正デルファイ法による意見集約と修正を繰り返し、取り上げるCQを決定した。

その後、検索式の提出とそれに対するフィードバックが重ねられたが、システマティックレビューの作業には多くの時間が必要となり、この時点で班ごとに進捗の差が生じるようになった。また、新型コロナウイルス感染症の感染拡大により、対面での委員会開催が難しくなったことを受けて、2020年度を予定していた発行日を延期することとなった。

2020年12月、CQ案に対するパブリックコメントを実施し、意見を受けて原稿修正が進められた。その後、用語解説、疾患総論、BQについても同様に進められ、すべての原稿が完成する運びとなった。

完成までには総括委員会27名、作成班174名、SR班1,193名、外部評価委員25名が関与した。これらの労力の成果として、2021年10月に理学療法ガイドライン第2版が書籍として発行されることとなり、掲載CQ数は195（推奨129、ステートメント66）にのぼった。

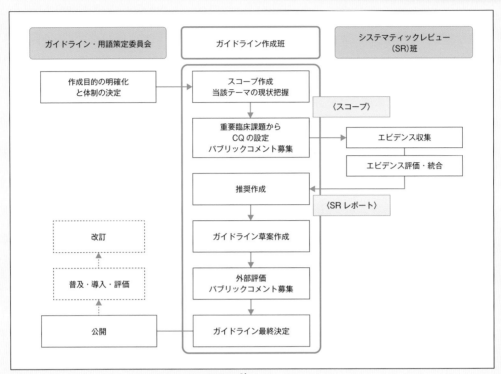

**図2　ガイドライン作成手順と担当組織**[1]
（文献1, p.xiより引用）

\* \* \*

　最新の医療の革新性を考慮すると、ガイドラインの見直しは数年単位で求められる。本会では、理学療法ガイドライン第2版の著作権を日本理学療法学会連合に譲渡し、今後の改訂を、日本理学療法学会連合に所属する学会・研究会に託すこととした。今後も版を重ねながら、理学療法ガイドラインが日常診療で活用され、それがまた理学療法のエビデンスとして構築されていくことを期待したい。

文献
1)　日本理学療法士協会監修：理学療法ガイドライン　第2版. 医学書院, 2021.

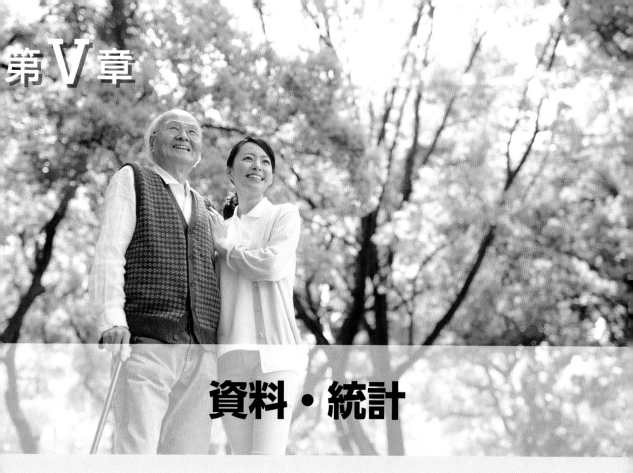

第V章

# 資料・統計

# 1

# 会員の性別年齢分布

● 年齢分布（男性）

（人）

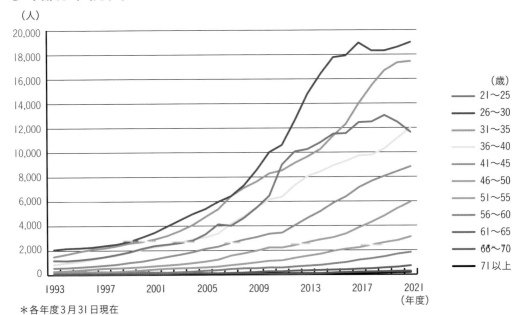

＊各年度3月31日現在

（歳）
- 21〜25
- 26〜30
- 31〜35
- 36〜40
- 41〜45
- 46〜50
- 51〜55
- 56〜60
- 61〜65
- 66〜70
- 71以上

● 年齢分布（女性）

（人）

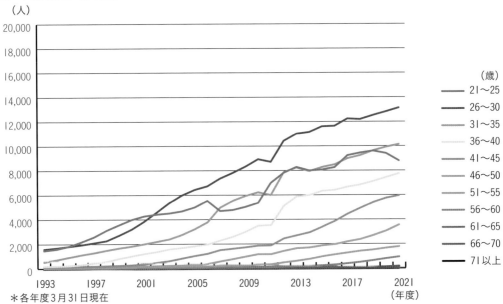

＊各年度3月31日現在

（歳）
- 21〜25
- 26〜30
- 31〜35
- 36〜40
- 41〜45
- 46〜50
- 51〜55
- 56〜60
- 61〜65
- 66〜70
- 71以上

● 性別平均年齢

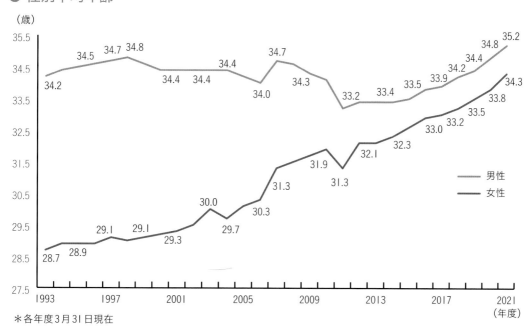

（歳）

＊各年度3月31日現在

(年度)

# 会員数の推移

（人）

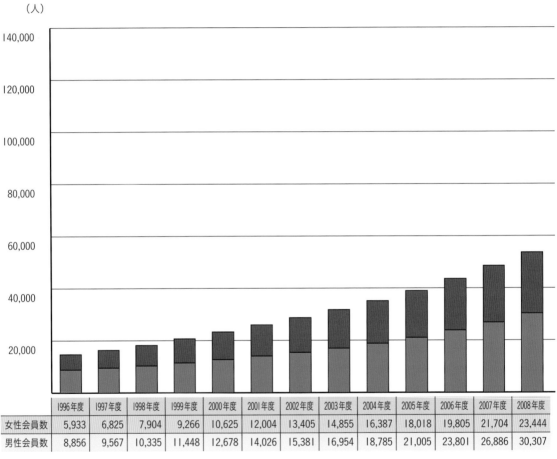

| | 1996年度 | 1997年度 | 1998年度 | 1999年度 | 2000年度 | 2001年度 | 2002年度 | 2003年度 | 2004年度 | 2005年度 | 2006年度 | 2007年度 | 2008年度 |
|---|---|---|---|---|---|---|---|---|---|---|---|---|---|
| 女性会員数 | 5,933 | 6,825 | 7,904 | 9,266 | 10,625 | 12,004 | 13,405 | 14,855 | 16,387 | 18,018 | 19,805 | 21,704 | 23,444 |
| 男性会員数 | 8,856 | 9,567 | 10,335 | 11,448 | 12,678 | 14,026 | 15,381 | 16,954 | 18,785 | 21,005 | 23,801 | 26,886 | 30,307 |

＊各年度3月31日現在
＊本会定時総会資料をもとに作成

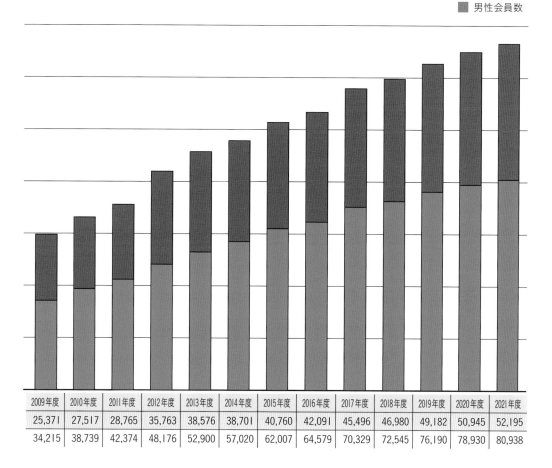

女性会員数
男性会員数

| | 2009年度 | 2010年度 | 2011年度 | 2012年度 | 2013年度 | 2014年度 | 2015年度 | 2016年度 | 2017年度 | 2018年度 | 2019年度 | 2020年度 | 2021年度 |
|---|---|---|---|---|---|---|---|---|---|---|---|---|---|
| | 25,371 | 27,517 | 28,765 | 35,763 | 38,576 | 38,701 | 40,760 | 42,091 | 45,496 | 46,980 | 49,182 | 50,945 | 52,195 |
| | 34,215 | 38,739 | 42,374 | 48,176 | 52,900 | 57,020 | 62,007 | 64,579 | 70,329 | 72,545 | 76,190 | 78,930 | 80,938 |

第V章

資料・統計

# 3 会員数の推移（都道府県別）

| 都道府県 | 1980 | 1985 | 1990 | 1995 | 2000 | 2005 | 2006 | 2007 | 2008 | 2009 | 2010 |
|---|---|---|---|---|---|---|---|---|---|---|---|
| 北海道 | 82 | 155 | 363 | 576 | 1,072 | 2,041 | 2,253 | 2,405 | 2,595 | 2,835 | 3,124 |
| 青森 | 19 | 64 | 106 | 155 | 233 | 354 | 382 | 430 | 472 | 512 | 568 |
| 岩手 | 20 | 60 | 99 | 163 | 241 | 369 | 410 | 459 | 495 | 540 | 593 |
| 宮城 | 34 | 56 | 99 | 182 | 292 | 530 | 601 | 677 | 757 | 852 | 948 |
| 秋田 | 22 | 45 | 59 | 121 | 179 | 258 | 284 | 296 | 323 | 351 | 382 |
| 山形 | 14 | 37 | 59 | 92 | 181 | 325 | 351 | 399 | 418 | 481 | 523 |
| 福島 | 21 | 43 | 92 | 141 | 264 | 459 | 540 | 606 | 674 | 756 | 837 |
| 茨城 | 21 | 31 | 87 | 137 | 289 | 624 | 736 | 850 | 982 | 1,110 | 1,252 |
| 栃木 | 36 | 39 | 52 | 97 | 218 | 408 | 457 | 518 | 562 | 636 | 701 |
| 群馬 | 14 | 27 | 91 | 159 | 316 | 561 | 638 | 726 | 794 | 916 | 1,039 |
| 埼玉 | 40 | 106 | 259 | 408 | 727 | 1,461 | 1,707 | 1,963 | 2,180 | 2,447 | 2,658 |
| 千葉 | 24 | 82 | 187 | 353 | 684 | 1,293 | 1,462 | 1,660 | 1,909 | 2,163 | 2,432 |
| 東京 | 288 | 451 | 779 | 1,092 | 1,639 | 2,797 | 3,170 | 3,536 | 3,892 | 4,149 | 4,642 |
| 神奈川 | 153 | 243 | 438 | 688 | 1,094 | 1,856 | 2,092 | 2,358 | 2,589 | 2,842 | 3,193 |
| 新潟 | 43 | 72 | 129 | 214 | 376 | 672 | 756 | 823 | 893 | 976 | 1,056 |
| 富山 | 16 | 47 | 88 | 131 | 187 | 301 | 323 | 357 | 399 | 437 | 474 |
| 石川 | 31 | 68 | 142 | 192 | 279 | 401 | 437 | 499 | 534 | 575 | 651 |
| 福井 | 16 | 27 | 78 | 150 | 218 | 346 | 382 | 417 | 445 | 481 | 527 |
| 山梨 | 37 | 62 | 96 | 132 | 191 | 355 | 405 | 461 | 506 | 546 | 605 |
| 長野 | 58 | 111 | 203 | 294 | 491 | 802 | 873 | 949 | 1,020 | 1,129 | 1,259 |
| 岐阜 | 20 | 49 | 136 | 215 | 380 | 576 | 653 | 707 | 793 | 879 | 950 |
| 静岡 | 53 | 103 | 225 | 341 | 580 | 1,016 | 1,113 | 1,238 | 1,389 | 1,636 | 1,845 |
| 愛知 | 87 | 182 | 425 | 741 | 1,248 | 2,034 | 2,340 | 2,570 | 2,875 | 3,214 | 3,545 |
| 三重 | 9 | 27 | 85 | 132 | 299 | 497 | 552 | 592 | 647 | 737 | 831 |
| 滋賀 | 19 | 47 | 99 | 131 | 208 | 351 | 400 | 438 | 494 | 553 | 599 |
| 京都 | 52 | 88 | 174 | 256 | 446 | 777 | 880 | 990 | 1,138 | 1,263 | 1,393 |
| 大阪 | 266 | 468 | 747 | 1,080 | 1,736 | 2,817 | 3,159 | 3,577 | 3,955 | 4,381 | 4,902 |
| 兵庫 | 114 | 220 | 390 | 648 | 1,014 | 1,619 | 1,801 | 2,011 | 2,255 | 2,568 | 2,879 |
| 奈良 | 6 | 22 | 72 | 125 | 209 | 436 | 466 | 537 | 603 | 667 | 732 |
| 和歌山 | 28 | 58 | 99 | 178 | 309 | 462 | 512 | 564 | 613 | 682 | 781 |
| 鳥取 | 31 | 38 | 54 | 74 | 152 | 231 | 269 | 307 | 343 | 389 | 421 |
| 島根 | 25 | 38 | 54 | 78 | 159 | 269 | 290 | 318 | 356 | 377 | 437 |
| 岡山 | 41 | 71 | 150 | 272 | 494 | 730 | 816 | 902 | 991 | 1,104 | 1,229 |
| 広島 | 59 | 116 | 210 | 374 | 703 | 1,068 | 1,203 | 1,315 | 1,462 | 1,611 | 1,829 |
| 山口 | 17 | 36 | 89 | 163 | 293 | 450 | 513 | 580 | 648 | 750 | 878 |
| 徳島 | 44 | 88 | 130 | 172 | 343 | 528 | 560 | 609 | 637 | 691 | 777 |
| 香川 | 32 | 72 | 103 | 147 | 235 | 414 | 475 | 505 | 570 | 611 | 670 |
| 愛媛 | 32 | 110 | 206 | 307 | 496 | 710 | 764 | 824 | 882 | 956 | 1,047 |
| 高知 | 63 | 113 | 179 | 288 | 478 | 693 | 750 | 797 | 865 | 958 | 1,061 |
| 福岡 | 87 | 157 | 388 | 697 | 1,343 | 2,241 | 2,474 | 2,763 | 3,070 | 3,359 | 3,679 |
| 佐賀 | 11 | 31 | 56 | 94 | 211 | 396 | 437 | 535 | 613 | 694 | 787 |
| 長崎 | 36 | 84 | 171 | 297 | 560 | 849 | 914 | 1,051 | 1,170 | 1,297 | 1,410 |
| 熊本 | 35 | 86 | 230 | 368 | 612 | 948 | 1,055 | 1,165 | 1,258 | 1,367 | 1,541 |
| 大分 | 27 | 63 | 125 | 190 | 334 | 574 | 628 | 709 | 784 | 867 | 966 |
| 宮崎 | 12 | 41 | 117 | 195 | 332 | 474 | 497 | 523 | 588 | 658 | 754 |
| 鹿児島 | 20 | 45 | 156 | 291 | 571 | 1,013 | 1,142 | 1,277 | 1,418 | 1,566 | 1,734 |
| 沖縄 | 4 | 34 | 109 | 218 | 376 | 593 | 660 | 755 | 847 | 978 | 1,085 |
| 海外・その他 | 6 | 18 | 47 | 14 | 29 | 44 | 46 | 42 | 48 | 39 | 30 |
| 計 | 2,225 | 4,325 | 8,540 | 13,489 | 23,321 | 39,023 | 43,628 | 48,590 | 53,751 | 59,586 | 66,256 |

＊休会者を除く
＊各年度３月31日現在

| | | | | | | | | | | | （人） | （%） |
|---|---|---|---|---|---|---|---|---|---|---|---|---|
| | | | | | | | | | | | 5年間 | 5年間 |
| 2011 | 2012 | 2013 | 2014 | 2015 | 2016 | 2017 | 2018 | 2019 | 2020 | 2021 | 増加数 | 増加率 |
| 3,366 | 3,721 | 4,036 | 4,323 | 4,664 | 4,766 | 5,169 | 5,323 | 5,610 | 5,707 | 5,796 | 1,132 | 20 |
| 615 | 658 | 692 | 720 | 764 | 789 | 851 | 863 | 891 | 921 | 939 | 175 | 19 |
| 619 | 685 | 750 | 805 | 843 | 878 | 945 | 971 | 996 | 1,029 | 1,069 | 226 | 21 |
| 1,007 | 1,109 | 1,214 | 1,301 | 1,378 | 1,364 | 1,461 | 1,463 | 1,515 | 1,544 | 1,527 | 149 | 10 |
| 423 | 453 | 479 | 500 | 536 | 574 | 601 | 617 | 638 | 673 | 696 | 160 | 23 |
| 571 | 635 | 691 | 747 | 803 | 852 | 907 | 921 | 956 | 980 | 1,005 | 202 | 20 |
| 896 | 1,000 | 1,113 | 1,211 | 1,314 | 1,357 | 1,437 | 1,467 | 1,527 | 1,569 | 1,629 | 315 | 19 |
| 1,384 | 1,553 | 1,632 | 1,751 | 1,883 | 1,923 | 2,069 | 2,098 | 2,159 | 2,236 | 2,240 | 357 | 16 |
| 763 | 822 | 875 | 934 | 1,020 | 1059 | 1,153 | 1,203 | 1,275 | 1,321 | 1,390 | 370 | 27 |
| 1,130 | 1,251 | 1,376 | 1,504 | 1,604 | 1,672 | 1,813 | 1,882 | 1,960 | 2,042 | 2,105 | 501 | 24 |
| 2,927 | 3,206 | 3,448 | 3,713 | 4,053 | 4,245 | 4,690 | 4,861 | 5,121 | 5,273 | 5,343 | 1,290 | 24 |
| 2,629 | 2,911 | 3,243 | 3,528 | 3,855 | 3,967 | 4,340 | 4,428 | 4,684 | 4,913 | 5,118 | 1,263 | 25 |
| 5,019 | 5,476 | 5,796 | 6,167 | 6,759 | 6,910 | 7,750 | 7,905 | 8,244 | 8,500 | 8,456 | 1,697 | 20 |
| 3,402 | 3,696 | 3,924 | 4,257 | 4,582 | 4,656 | 5,121 | 5,265 | 5,539 | 5,758 | 5,871 | 1,289 | 22 |
| 1,099 | 1,155 | 1,228 | 1,294 | 1,392 | 1,438 | 1,481 | 1,522 | 1,555 | 1,590 | 1,589 | 197 | 12 |
| 515 | 580 | 625 | 659 | 715 | 764 | 837 | 844 | 870 | 885 | 932 | 217 | 23 |
| 718 | 782 | 869 | 934 | 993 | 1046 | 1,103 | 1,128 | 1,128 | 1,144 | 1,157 | 164 | 14 |
| 570 | 650 | 714 | 748 | 811 | 841 | 906 | 904 | 910 | 903 | 907 | 96 | 11 |
| 649 | 700 | 732 | 746 | 787 | 808 | 874 | 887 | 894 | 902 | 917 | 130 | 14 |
| 1,374 | 1,524 | 1,639 | 1,746 | 1,864 | 1,927 | 2,011 | 2,042 | 2,076 | 2,131 | 2,155 | 291 | 14 |
| 1,035 | 1,121 | 1,239 | 1,302 | 1,418 | 1,458 | 1,548 | 1,603 | 1,662 | 1,701 | 1,710 | 292 | 17 |
| 1,959 | 2,221 | 2,417 | 2,562 | 2,803 | 2,918 | 3,142 | 3,253 | 3,407 | 3,538 | 3,613 | 810 | 22 |
| 3,847 | 4,241 | 4,560 | 4,775 | 5,048 | 5,071 | 5,473 | 5,539 | 5,773 | 5,877 | 5,870 | 822 | 14 |
| 878 | 966 | 1,040 | 1,108 | 1,179 | 1,219 | 1,303 | 1,340 | 1,404 | 1,452 | 1,490 | 311 | 21 |
| 636 | 689 | 738 | 805 | 861 | 920 | 996 | 1,026 | 1,051 | 1,106 | 1,124 | 263 | 23 |
| 1,517 | 1,701 | 1,844 | 1,982 | 2,161 | 2,279 | 2,508 | 2,589 | 2,650 | 2,754 | 2,800 | 639 | 23 |
| 5,299 | 5,773 | 6,228 | 6,614 | 6,977 | 6,979 | 7,593 | 7,610 | 7,958 | 8,181 | 8,244 | 1,267 | 15 |
| 3,122 | 3,453 | 3,803 | 4,078 | 4,385 | 4,442 | 4,892 | 5,023 | 5,267 | 5,438 | 5,437 | 1,052 | 19 |
| 788 | 885 | 951 | 1,054 | 1,119 | 1145 | 1,233 | 1,269 | 1,329 | 1,375 | 1,408 | 289 | 21 |
| 839 | 892 | 966 | 1,031 | 1,098 | 1136 | 1,254 | 1,271 | 1,284 | 1,306 | 1,320 | 222 | 17 |
| 450 | 517 | 552 | 586 | 622 | 653 | 705 | 738 | 765 | 768 | 780 | 158 | 20 |
| 475 | 513 | 553 | 590 | 636 | 645 | 696 | 712 | 750 | 743 | 747 | 111 | 15 |
| 1,343 | 1,441 | 1,558 | 1,668 | 1,763 | 1,800 | 1,932 | 1,948 | 2,035 | 2,109 | 2,118 | 355 | 17 |
| 1,942 | 2,120 | 2,257 | 2,399 | 2,569 | 2,647 | 2,902 | 3,002 | 3,136 | 3,214 | 3,206 | 637 | 20 |
| 953 | 1,069 | 1,182 | 1,260 | 1,373 | 1,415 | 1,513 | 1,526 | 1,560 | 1,588 | 1,604 | 231 | 14 |
| 819 | 837 | 858 | 877 | 951 | 981 | 1,045 | 1,066 | 1,077 | 1,104 | 1,124 | 173 | 15 |
| 726 | 788 | 856 | 902 | 957 | 974 | 1,037 | 1,062 | 1,121 | 1,156 | 1,148 | 191 | 17 |
| 1,115 | 1,202 | 1,260 | 1,345 | 1,409 | 1,457 | 1,531 | 1,573 | 1,628 | 1,652 | 1,652 | 243 | 15 |
| 1,137 | 1,218 | 1,290 | 1,364 | 1,439 | 1,447 | 1,493 | 1,459 | 1,442 | 1,430 | 1,391 | -48 | -3 |
| 4,063 | 4,432 | 4,762 | 5,032 | 5,368 | 5,446 | 5,782 | 5,710 | 5,830 | 5,792 | 5,754 | 386 | 7 |
| 864 | 932 | 981 | 1,060 | 1,147 | 1171 | 1,251 | 1,230 | 1,253 | 1,249 | 1,254 | 107 | 9 |
| 1,490 | 1,637 | 1,751 | 1,836 | 1,952 | 1,942 | 2,043 | 2,015 | 2,008 | 1,978 | 1,968 | 16 | 1 |
| 1,678 | 1,881 | 2,057 | 2,232 | 2,375 | 2,365 | 2,523 | 2,510 | 2,550 | 2,535 | 2,571 | 196 | 8 |
| 1,031 | 1,159 | 1,225 | 1,307 | 1,435 | 1,493 | 1,617 | 1,626 | 1,672 | 1,702 | 1,720 | 285 | 17 |
| 803 | 859 | 925 | 980 | 1,038 | 1071 | 1,140 | 1,141 | 1,154 | 1,133 | 1,091 | 53 | 5 |
| 1,837 | 2,003 | 2,171 | 2,305 | 2,474 | 2,487 | 2,673 | 2,632 | 2,642 | 2,635 | 2,628 | 154 | 6 |
| 1,160 | 1,248 | 1,327 | 1,368 | 1,427 | 1,441 | 1,525 | 1,516 | 1,525 | 1,524 | 1,502 | 75 | 5 |
| 34 | 32 | 43 | 45 | 44 | 52 | 42 | 39 | 37 | 43 | 49 | 5 | 10 |
| 71,516 | 78,397 | 84,470 | 90,055 | 96,648 | 98,890 | 106,911 | 108,622 | 112,518 | 115,104 | 116,164 | 19,516 | 17 |

# 4 職場構成人数による施設数

| | 1990年度 | 1995年度 | 2000年度 | 2005年度 | 2006年度 | 2007年度 | 2008年度 |
|---|---|---|---|---|---|---|---|
| 1人 | 1,385 | 2,095 | 3,345 | 4,111 | 4,353 | 4,440 | 4,458 |
| 2人 | 756 | 920 | 1,337 | 1,752 | 1,856 | 1,932 | 1,919 |
| 3人 | 428 | 618 | 845 | 1,089 | 1,124 | 1,152 | 1,163 |
| 4人 | 252 | 411 | 596 | 752 | 749 | 798 | 798 |
| 5人 | 140 | 241 | 450 | 591 | 574 | 565 | 579 |
| 6〜10人 | 211 | 401 | 773 | 1,262 | 1,437 | 1,525 | 1,510 |
| 11〜15人 | 34 | 53 | 124 | 366 | 424 | 531 | 527 |
| 16〜20人 | 9 | 12 | 32 | 111 | 134 | 176 | 165 |
| 21〜30人 | 3 | 9 | 17 | 65 | 98 | 125 | 126 |
| 31人以上 | 2 | 3 | 5 | 30 | 34 | 56 | 54 |
| 合計 | 3,220 | 4,763 | 7,542 | 10,129 | 10,783 | 11,300 | 11,299 |

| | 2009年度 | 2010年度 | 2011年度 | 2012年度 | 2013年度 | 2014年度 | 2015年度 |
|---|---|---|---|---|---|---|---|
| 1人 | 4,512 | 4,762 | 5,232 | 5,251 | 5,679 | 5,907 | 6,088 |
| 2人 | 2,075 | 2,292 | 2,369 | 2,417 | 2,457 | 2,534 | 2,677 |
| 3人 | 1,206 | 1,427 | 1,447 | 1,527 | 1,538 | 1,531 | 1,565 |
| 4人 | 820 | 941 | 971 | 1,006 | 1,021 | 1,056 | 1,048 |
| 5人 | 609 | 678 | 675 | 702 | 695 | 682 | 720 |
| 6〜10人 | 1,551 | 1,719 | 1,746 | 1,791 | 1,854 | 1,912 | 1,880 |
| 11〜15人 | 567 | 658 | 672 | 696 | 742 | 733 | 809 |
| 16〜20人 | 252 | 309 | 337 | 376 | 402 | 454 | 482 |
| 21〜30人 | 143 | 257 | 274 | 344 | 362 | 387 | 422 |
| 31人以上 | 75 | 130 | 181 | 251 | 296 | 328 | 366 |
| 合計 | 11,810 | 13,173 | 13,904 | 14,361 | 15,046 | 15,524 | 16,057 |

| | 2016年度 | 2017年度 | 2018年度 | 2019年度 | 2020年度 | 2021年度 |
|---|---|---|---|---|---|---|
| 1人 | 6,622 | 7,100 | 7,472 | 7,788 | 8,112 | 8,466 |
| 2人 | 2,765 | 2,885 | 2,979 | 3,084 | 3,157 | 3,167 |
| 3人 | 1,589 | 1,738 | 1,734 | 1,704 | 1,762 | 1,816 |
| 4人 | 1,034 | 1,063 | 1,102 | 1,093 | 1,116 | 1,107 |
| 5人 | 720 | 732 | 736 | 760 | 743 | 803 |
| 6〜10人 | 1,907 | 1,964 | 1,911 | 1,959 | 2,026 | 1,985 |
| 11〜15人 | 806 | 851 | 901 | 894 | 893 | 912 |
| 16〜20人 | 491 | 507 | 513 | 541 | 532 | 516 |
| 21〜30人 | 450 | 507 | 528 | 554 | 571 | 584 |
| 31人以上 | 396 | 471 | 497 | 528 | 537 | 544 |
| 合計 | 16,780 | 17,818 | 18,373 | 18,905 | 19,449 | 19,900 |

＊各年度3月31日現在

# 施設区分の経年変化

● 会員増加傾向にある施設区分の会員数と施設数の5年推移

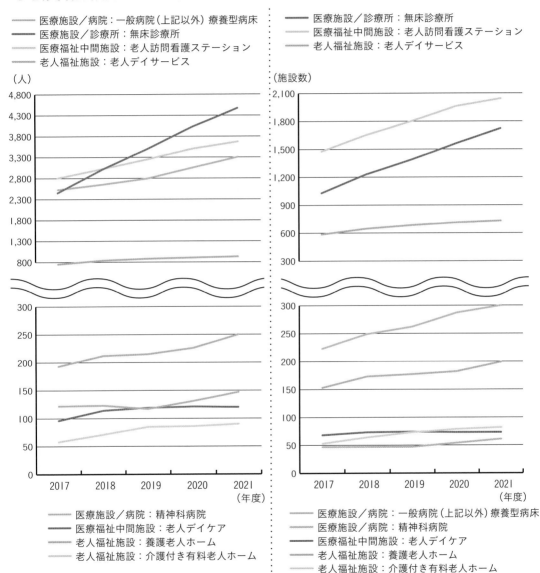

凡例（左上）
- 医療施設／病院：一般病院（上記以外）療養型病床
- 医療施設／診療所：無床診療所
- 医療福祉中間施設：老人訪問看護ステーション
- 老人福祉施設：老人デイサービス

凡例（右上）
- 医療施設／診療所：無床診療所
- 医療福祉中間施設：老人訪問看護ステーション
- 老人福祉施設：老人デイサービス

凡例（左下）
- 医療施設／病院：精神科病院
- 医療福祉中間施設：老人デイケア
- 老人福祉施設：養護老人ホーム
- 老人福祉施設：介護付き有料老人ホーム

凡例（右下）
- 医療施設／病院：一般病院（上記以外）療養型病床
- 医療施設／病院：精神科病院
- 医療福祉中間施設：老人デイケア
- 老人福祉施設：養護老人ホーム
- 老人福祉施設：介護付き有料老人ホーム

「医療施設」および「老人福祉施設」分野に属する会員数の経年変化

「医療施設」および「老人福祉施設」分野に属する施設数の経年変化

＊訪問看護ステーションの会員数、施設数については、「全体表」にある「医療福祉中間施設／老人訪問看護ステーション」と「その他／訪問看護ステーション（老人訪問看護ステーション）」の2分野の合算数である。

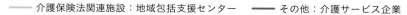

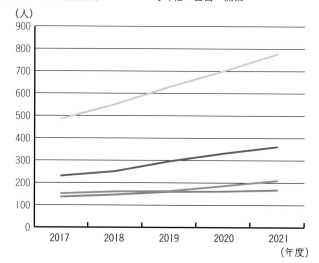

**そのほかの施設分野に属する会員数の経年変化**

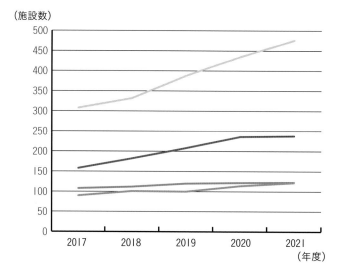

**そのほかの施設分野に属する施設数の経年変化**

## ● 施設区分ごとの会員数と施設数の5年推移

| 施設区分 | | 1人職場(1施設1名) | | | | |
|---|---|---|---|---|---|---|
| | | 2017年度 | 2018年度 | 2019年度 | 2020年度 | 2021年度 |
| 医療施設／病院 | 大学病院 | 21 | 27 | 30 | 32 | 27 |
| | 総合病院 | 63 | 58 | 68 | 73 | 87 |
| | 老人病院 | 45 | 41 | 37 | 42 | 46 |
| | 小児病院 | 5 | 4 | 3 | 6 | 5 |
| | 一般病院(上記以外) 一般病床 | 712 | 698 | 713 | 696 | 717 |
| | 一般病院(上記以外) 療養型病床 | 60 | 64 | 75 | 87 | 95 |
| | 感染症病院 | 0 | 0 | 0 | 0 | 1 |
| | 精神科病院 | 26 | 24 | 23 | 30 | 34 |
| | 結核病院 | 0 | 0 | 0 | 0 | 0 |
| | ハンセン病病院 | 4 | 3 | 2 | 1 | 2 |
| | 地域支援病院 | 5 | 12 | 10 | 6 | 9 |
| | その他 | 57 | 60 | 50 | 52 | 57 |
| 医療施設／診療所 | 有床診療所 | 721 | 710 | 708 | 680 | 692 |
| | 無床診療所 | 483 | 562 | 597 | 669 | 743 |
| | 療養型病床群 | 2 | 4 | 2 | 3 | 4 |
| | その他 | 55 | 70 | 79 | 87 | 77 |
| 医療施設／不明 | その他 | 43 | 52 | 54 | 63 | 79 |
| 医療福祉中間施設 | 介護老人保健施設 | 919 | 920 | 923 | 876 | 868 |
| | 老人訪問看護ステーション | 367 | 368 | 359 | 359 | 375 |
| | 老人デイサービス | 136 | 129 | 122 | 123 | 117 |
| | 老人デイケア | 52 | 43 | 46 | 45 | 48 |
| | その他 | 103 | 98 | 83 | 91 | 87 |
| 老人福祉施設 | 養護老人ホーム | 123 | 147 | 148 | 148 | 162 |
| | 特別養護老人ホーム | 342 | 348 | 367 | 382 | 400 |
| | 軽費老人ホーム | 4 | 6 | 5 | 7 | 6 |
| | 老人デイサービス | 477 | 536 | 561 | 586 | 601 |
| | 老人福祉センター | 9 | 8 | 7 | 6 | 7 |
| | 老人短期入所施設 | 13 | 12 | 12 | 14 | 12 |
| | 有料老人ホーム | 39 | 45 | 49 | 51 | 67 |
| | 介護付き有料老人ホーム | 48 | 61 | 66 | 73 | 76 |
| | 在宅介護支援センター | 3 | 6 | 7 | 6 | 8 |
| | 高齢者総合相談センター | 3 | 2 | 1 | 1 | 0 |
| | その他 | 89 | 90 | 98 | 94 | 99 |
| 介護保険法関連施設 | 地域包括支援センター | 221 | 222 | 267 | 305 | 320 |
| 身体障害者福祉施設／身体障害者更正養護施設 | 肢体不自由者更生施設 | 8 | 5 | 7 | 4 | 3 |
| | 重度身体障害者更生養護施設 | 1 | 0 | 1 | 2 | 2 |
| | 重度障害者授産施設 | 1 | 2 | 1 | 1 | 1 |
| 身体障害者福祉施設 | 身体障害者療護施設 | 81 | 77 | 77 | 82 | 84 |
| | 重度身体障害者授産施設 | 7 | 8 | 5 | 8 | 9 |
| 身体障害者福祉施設／身体障害者福祉センター | 身体障害者福祉センター A型 | 30 | 22 | 22 | 20 | 20 |
| | 身体障害者福祉センター B型 | 0 | 1 | 3 | 1 | 1 |
| | 在宅障害者デイ・サービス施設 | 2 | 1 | 1 | 1 | 2 |
| 身体障害者福祉施設 | 身体障害者更生相談所 | 13 | 11 | 12 | 10 | 10 |
| 児童福祉施設／知的障害児施設 | 知的障害児施設 | 8 | 8 | 6 | 5 | 19 |
| | 知的障害児通園施設 | 14 | 21 | 28 | 38 | 32 |
| 児童福祉施設／肢体不自由児施設 | 肢体不自由児施設 | 12 | 11 | 15 | 19 | 15 |
| | 肢体不自由児通園施設 | 13 | 11 | 9 | 13 | 16 |
| | 肢体不自由児療護施設 | 0 | 1 | 0 | 0 | 0 |
| 児童福祉施設／重症心身障害児施設 | 重症心身障害児施設 | 47 | 54 | 65 | 64 | 61 |

| 会員数 | | | | | 施設数 | | | | |
|---|---|---|---|---|---|---|---|---|---|
| 2017年度 | 2018年度 | 2019年度 | 2020年度 | 2021年度 | 2017年度 | 2018年度 | 2019年度 | 2020年度 | 2021年度 |
| 2,302 | 2,399 | 2,569 | 2,668 | 2,724 | 175 | 179 | 187 | 196 | 192 |
| 16,197 | 16,883 | 17,685 | 18,030 | 18,106 | 1,222 | 1,236 | 1,248 | 1,249 | 1,255 |
| 2,549 | 2,463 | 2,506 | 2,417 | 2,183 | 250 | 238 | 232 | 226 | 224 |
| 321 | 318 | 321 | 326 | 324 | 53 | 51 | 52 | 55 | 52 |
| 41,541 | 42,417 | 43,819 | 44,447 | 44,332 | 4,178 | 4,146 | 4,162 | 4,146 | 4,133 |
| 2,528 | 2,652 | 2,793 | 3,051 | 3,305 | 223 | 249 | 262 | 287 | 300 |
| 0 | 0 | 0 | 0 | 1 | 0 | 0 | 0 | 0 | 1 |
| 122 | 123 | 117 | 131 | 147 | 47 | 47 | 47 | 54 | 61 |
| 0 | 0 | 0 | 0 | 0 | 0 | 0 | 0 | 0 | 0 |
| 19 | 20 | 21 | 20 | 18 | 10 | 9 | 9 | 9 | 9 |
| 125 | 133 | 153 | 182 | 195 | 14 | 22 | 24 | 26 | 29 |
| 2,403 | 2,447 | 2,567 | 2,675 | 2,724 | 260 | 264 | 259 | 264 | 264 |
| 6,511 | 6,217 | 6,172 | 5,956 | 5,776 | 1,955 | 1,910 | 1,885 | 1,832 | 1,778 |
| 2,451 | 3,008 | 3,493 | 4,026 | 4,472 | 1,029 | 1,230 | 1,387 | 1,561 | 1,723 |
| 18 | 21 | 18 | 27 | 28 | 4 | 7 | 5 | 8 | 9 |
| 398 | 401 | 436 | 472 | 490 | 140 | 147 | 159 | 172 | 170 |
| 89 | 130 | 149 | 190 | 222 | 60 | 73 | 83 | 101 | 124 |
| 6,008 | 6,043 | 6,234 | 6,364 | 6,369 | 2,492 | 2,487 | 2,490 | 2,460 | 2,432 |
| 1,553 | 1,496 | 1,480 | 1,445 | 1,412 | 726 | 710 | 705 | 701 | 707 |
| 300 | 269 | 263 | 249 | 246 | 199 | 182 | 175 | 170 | 165 |
| 96 | 114 | 119 | 121 | 120 | 68 | 73 | 74 | 73 | 73 |
| 337 | 333 | 325 | 322 | 309 | 172 | 161 | 152 | 155 | 154 |
| 193 | 212 | 215 | 226 | 250 | 153 | 173 | 177 | 182 | 199 |
| 466 | 472 | 488 | 509 | 546 | 395 | 400 | 417 | 435 | 461 |
| 8 | 10 | 9 | 9 | 9 | 6 | 0 | 7 | 8 | 7 |
| 751 | 839 | 880 | 905 | 929 | 586 | 647 | 684 | 712 | 731 |
| 45 | 46 | 42 | 43 | 43 | 17 | 16 | 15 | 15 | 15 |
| 21 | 20 | 20 | 20 | 27 | 16 | 16 | 15 | 16 | 18 |
| 47 | 52 | 55 | 59 | 75 | 43 | 48 | 52 | 55 | 70 |
| 58 | 71 | 85 | 86 | 90 | 53 | 64 | 73 | 79 | 82 |
| 6 | 9 | 9 | 6 | 10 | 4 | 7 | 8 | 6 | 9 |
| 3 | 2 | 1 | 1 | 0 | 3 | 2 | 1 | 1 | 0 |
| 228 | 238 | 234 | 233 | 239 | 130 | 136 | 139 | 139 | 143 |
| 486 | 551 | 629 | 700 | 777 | 308 | 332 | 388 | 435 | 476 |
| 11 | 10 | 11 | 10 | 9 | 9 | 7 | 9 | 7 | 5 |
| 1 | 0 | 1 | 2 | 2 | 1 | 0 | 1 | 2 | 2 |
| 6 | 4 | 3 | 5 | 5 | 3 | 3 | 2 | 3 | 3 |
| 130 | 130 | 132 | 142 | 132 | 97 | 95 | 96 | 103 | 101 |
| 10 | 8 | 5 | 8 | 9 | 9 | 8 | 5 | 8 | 9 |
| 42 | 39 | 32 | 30 | 28 | 36 | 30 | 27 | 25 | 24 |
| 0 | 1 | 3 | 3 | 3 | 0 | 1 | 3 | 2 | 2 |
| 6 | 5 | 3 | 3 | 4 | 4 | 3 | 2 | 2 | 3 |
| 18 | 16 | 16 | 15 | 15 | 15 | 13 | 14 | 12 | 12 |
| 10 | 14 | 12 | 11 | 23 | 9 | 10 | 9 | 8 | 21 |
| 27 | 33 | 42 | 55 | 58 | 21 | 27 | 35 | 46 | 44 |
| 271 | 281 | 251 | 246 | 245 | 60 | 62 | 61 | 62 | 59 |
| 90 | 102 | 99 | 95 | 92 | 35 | 34 | 34 | 34 | 34 |
| 0 | 1 | 0 | 2 | 3 | 0 | 1 | 0 | 1 | 1 |
| 333 | 336 | 342 | 360 | 358 | 104 | 112 | 120 | 123 | 123 |

| 施設区分 | | 1人職場(1施設1名) | | | | |
|---|---|---|---|---|---|---|
| | | 2017年度 | 2018年度 | 2019年度 | 2020年度 | 2021年度 |
| 児童福祉施設 | 情緒障害児短期治療施設 | 0 | 0 | 0 | 0 | 0 |
| | 児童相談所 | 3 | 2 | 3 | 3 | 2 |
| | 心身障害児総合通園センター | 15 | 21 | 24 | 25 | 34 |
| 精神障害者社会復帰施設／ | 精神障害者生活訓練施設 | 3 | 1 | 4 | 3 | 2 |
| 精神障害者生活訓練施設 | 精神障害者授産施設 | 0 | 0 | 0 | 0 | 0 |
| | 精神障害者地域生活支援センター | 0 | 0 | 0 | 0 | 0 |
| 精神障害者社会復帰施設 | 精神保健福祉センター | 1 | 1 | 1 | 0 | 0 |
| | 精神障害者社会復帰促進センター | 0 | 0 | 0 | 0 | 0 |
| | 精神障害者グループホーム | 0 | 0 | 1 | 1 | 2 |
| | 精神障害者小規模作業所 | 0 | 0 | 0 | 0 | 0 |
| 知的障害者福祉施設／ | 知的障害者更生施設 | 6 | 7 | 7 | 9 | 10 |
| 知的障害援護施設 | 知的障害者授産施設 | 0 | 0 | 1 | 1 | 1 |
| 知的障害者福祉施設 | 知的障害者更生相談所 | 0 | 1 | 1 | 1 | 0 |
| 障害者自立支援施設／ | 生活介護事業所 | 9 | 8 | 13 | 14 | 14 |
| 指定障害者福祉サービス事業所 | 自立訓練(機能訓練)事業所 | 3 | 5 | 4 | 7 | 6 |
| | 多機能型事業所 | 9 | 10 | 13 | 14 | 16 |
| 障害者自立支援施設／ | 生活介護支援事業所 | 10 | 8 | 9 | 13 | 16 |
| 指定障害者支援事業所 | 自立訓練(機能訓練)支援事業所 | 4 | 3 | 3 | 3 | 6 |
| 障害者自立支援施設 | 指定相談支援事業所 | 5 | 7 | 6 | 4 | 5 |
| | 指定地域活動支援センター | 6 | 6 | 5 | 5 | 4 |
| 教育・研究施設／特別支援学校 | 肢体不自由児 | 19 | 22 | 22 | 21 | 19 |
| | 知的障害児 | 1 | 1 | 1 | 2 | 2 |
| | その他 | 18 | 16 | 14 | 16 | 18 |
| 教育・研究施設 | 理学療法3年制専門学校教員 | 6 | 7 | 7 | 6 | 3 |
| | 理学療法4年制専門学校教員 | 4 | 6 | 3 | 1 | 2 |
| | 理学療法短期大学教員 | 0 | 0 | 0 | 0 | 0 |
| | 理学療法大学教員 | 12 | 11 | 9 | 9 | 12 |
| | 理学療法以外の大学教員 | 42 | 47 | 46 | 55 | 60 |
| | 研究施設 | 50 | 50 | 52 | 52 | 50 |
| | その他 | 14 | 15 | 14 | 16 | 22 |
| 行政関係施設／行政 | 保健所 | 21 | 21 | 21 | 17 | 17 |
| | 市町村保健センター | 33 | 33 | 32 | 34 | 29 |
| | 国 | 5 | 6 | 7 | 7 | 5 |
| | 都道府県 | 13 | 11 | 10 | 9 | 7 |
| | 市 | 68 | 76 | 90 | 94 | 88 |
| | 町 | 9 | 9 | 12 | 12 | 15 |
| | 村 | 1 | 1 | 4 | 4 | 5 |
| | 社会福祉協議会 | 6 | 7 | 9 | 9 | 11 |
| | 身体障害者福祉協議会 | 0 | 0 | 0 | 0 | 0 |
| | その他 | 89 | 80 | 68 | 72 | 72 |
| 健康産業 | スポーツ関係施設 | 27 | 25 | 20 | 28 | 32 |
| | フィットネス施設 | 26 | 31 | 32 | 34 | 35 |
| その他 | 職業センター | 9 | 10 | 12 | 22 | 25 |
| | リハ関連企業 | 61 | 68 | 68 | 79 | 82 |
| | 一般企業 | 59 | 59 | 63 | 66 | 71 |
| | 補装具作成施設 | 2 | 2 | 1 | 1 | 1 |
| | 訪問看護ステーション (老人訪問看護ステーション) | 490 | 626 | 732 | 832 | 840 |
| | 介護サービス企業 | 124 | 146 | 166 | 186 | 185 |
| | 自営・開業 | 88 | 91 | 101 | 105 | 103 |
| | その他 | 242 | 252 | 253 | 258 | 334 |
| 総計 | | 7,100 | 7,472 | 7,788 | 8,112 | 8,466 |

| 会員数 | | | | | 施設数 | | | | |
|---|---|---|---|---|---|---|---|---|---|
| 2017年度 | 2018年度 | 2019年度 | 2020年度 | 2021年度 | 2017年度 | 2018年度 | 2019年度 | 2020年度 | 2021年度 |
| 0 | 0 | 0 | 0 | 0 | 0 | 0 | 0 | 0 | 0 |
| 3 | 2 | 3 | 3 | 2 | 3 | 2 | 3 | 3 | 2 |
| 37 | 42 | 49 | 46 | 56 | 21 | 28 | 33 | 33 | 42 |
| 3 | 1 | 4 | 3 | 2 | 3 | 1 | 4 | 3 | 2 |
| 0 | 0 | 0 | 0 | 0 | 0 | 0 | 0 | 0 | 0 |
| 0 | 0 | 0 | 0 | 0 | 0 | 0 | 0 | 0 | 0 |
| 1 | 1 | 1 | 0 | 0 | 1 | 1 | 1 | 0 | 0 |
| 0 | 0 | 0 | 0 | 0 | 0 | 0 | 0 | 0 | 0 |
| 0 | 0 | 1 | 1 | 2 | 0 | 0 | 1 | 1 | 2 |
| 0 | 0 | 0 | 0 | 0 | 0 | 0 | 0 | 0 | 0 |
| 6 | 7 | 7 | 9 | 10 | 6 | 7 | 7 | 9 | 10 |
| 0 | 0 | 1 | 1 | 1 | 0 | 0 | 1 | 1 | 1 |
| 0 | 1 | 1 | 1 | 0 | 0 | 1 | 1 | 1 | 0 |
| 10 | 13 | 15 | 20 | 20 | 9 | 10 | 14 | 17 | 17 |
| 7 | 10 | 11 | 11 | 12 | 4 | 6 | 6 | 8 | 8 |
| 14 | 14 | 19 | 29 | 28 | 12 | 12 | 15 | 18 | 20 |
| 13 | 13 | 14 | 18 | 21 | 11 | 10 | 11 | 15 | 18 |
| 13 | 12 | 7 | 11 | 10 | 7 | 6 | 5 | 6 | 7 |
| 7 | 11 | 10 | 9 | 10 | 6 | 9 | 8 | 6 | 7 |
| 11 | 11 | 13 | 11 | 13 | 7 | 7 | 7 | 7 | 6 |
| 30 | 31 | 29 | 28 | 27 | 22 | 24 | 23 | 22 | 21 |
| 1 | 1 | 1 | 2 | 2 | 1 | 1 | 1 | 2 | 2 |
| 26 | 23 | 22 | 22 | 23 | 21 | 19 | 18 | 19 | 20 |
| 623 | 633 | 632 | 611 | 631 | 87 | 92 | 91 | 92 | 88 |
| 500 | 501 | 499 | 495 | 493 | 75 | 75 | 73 | 71 | 71 |
| 60 | 57 | 46 | 46 | 36 | 6 | 6 | 5 | 5 | 4 |
| 1,155 | 1,172 | 1,244 | 1,320 | 1,409 | 117 | 117 | 122 | 129 | 135 |
| 55 | 67 | 66 | 80 | 79 | 48 | 55 | 53 | 64 | 69 |
| 118 | 124 | 131 | 133 | 135 | 64 | 65 | 67 | 67 | 68 |
| 42 | 56 | 52 | 47 | 40 | 21 | 25 | 20 | 21 | 30 |
| 27 | 29 | 29 | 22 | 24 | 22 | 24 | 24 | 18 | 19 |
| 49 | 48 | 47 | 49 | 41 | 39 | 39 | 37 | 39 | 33 |
| 5 | 6 | 7 | 7 | 5 | 5 | 6 | 7 | 7 | 5 |
| 15 | 13 | 14 | 13 | 11 | 14 | 12 | 12 | 11 | 9 |
| 91 | 101 | 128 | 130 | 127 | 75 | 84 | 102 | 106 | 102 |
| 12 | 12 | 15 | 16 | 19 | 10 | 10 | 13 | 14 | 17 |
| 3 | 3 | 4 | 4 | 5 | 2 | 2 | 4 | 4 | 5 |
| 8 | 9 | 11 | 15 | 15 | 7 | 8 | 10 | 12 | 13 |
| 0 | 0 | 0 | 0 | 0 | 0 | 0 | 0 | 0 | 0 |
| 159 | 136 | 123 | 122 | 124 | 118 | 103 | 90 | 91 | 92 |
| 44 | 44 | 54 | 55 | 58 | 32 | 32 | 32 | 39 | 43 |
| 36 | 43 | 48 | 44 | 51 | 30 | 35 | 38 | 37 | 41 |
| 21 | 23 | 21 | 30 | 33 | 14 | 15 | 15 | 24 | 28 |
| 152 | 161 | 163 | 186 | 210 | 90 | 101 | 100 | 114 | 122 |
| 153 | 157 | 155 | 155 | 160 | 77 | 79 | 83 | 85 | 90 |
| 2 | 2 | 1 | 1 | 1 | 2 | 2 | 1 | 1 | 1 |
| 1,252 | 1,527 | 1,769 | 2,061 | 2,262 | 751 | 944 | 1,097 | 1,261 | 1,336 |
| 231 | 251 | 296 | 331 | 361 | 158 | 182 | 208 | 236 | 238 |
| 137 | 147 | 160 | 162 | 168 | 108 | 112 | 120 | 122 | 123 |
| 533 | 558 | 573 | 589 | 687 | 318 | 328 | 331 | 342 | 424 |
| 94,800 | 97,462 | 101,355 | 103,852 | 104,908 | 17,818 | 18,373 | 18,905 | 19,449 | 19,900 |

# 理学療法士養成施設の変化

● 理学療法士養成施設の変化（学校種類別の養成校数）

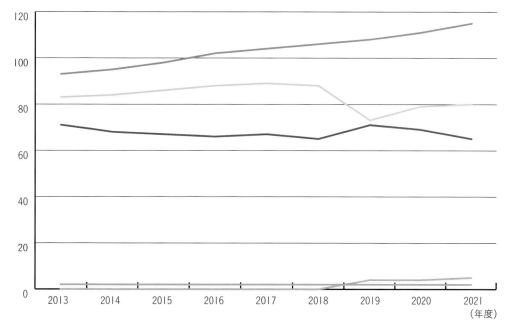

（養成校数）

| | 2013年度 | 2014年度 | 2015年度 | 2016年度 | 2017年度 | 2018年度 | 2019年度 | 2020年度 | 2021年度 |
|---|---|---|---|---|---|---|---|---|---|
| 4年制大学 | 93 | 95 | 98 | 102 | 104 | 106 | 108 | 111 | 115 |
| 4年制専門学校 | 71 | 68 | 67 | 66 | 67 | 65 | 71 | 69 | 65 |
| 3年制専門学校・短期大学 | 83 | 84 | 86 | 88 | 89 | 88 | 73 | 79 | 80 |
| 3年制盲学校 | 2 | 2 | 2 | 2 | 2 | 2 | 2 | 2 | 2 |
| 専門職大学 | 0 | 0 | 0 | 0 | 0 | 0 | 4 | 4 | 5 |

＊各年度3月31日現在

# 年度別入会者数
## (10年間、都道府県別)

(人)

| 人口<br>(2021) | 都道府県 | 2012 | 2013 | 2014 | 2015 | 2016 | 2017 | 2018 | 2019 | 2020 | 2021 | 会員数<br>(2021) |
|---|---|---|---|---|---|---|---|---|---|---|---|---|
| 14,010,000 | 東京都 | 586 | 535 | 633 | 699 | 666 | 955 | 781 | 827 | 696 | 554 | 9,691 |
| 9,236,000 | 神奈川県 | 423 | 352 | 452 | 463 | 432 | 581 | 556 | 574 | 497 | 444 | 6,837 |
| 8,806,000 | 大阪府 | 711 | 760 | 697 | 704 | 665 | 858 | 787 | 869 | 702 | 671 | 9,551 |
| 7,517,000 | 愛知県 | 478 | 461 | 453 | 463 | 415 | 546 | 518 | 548 | 412 | 401 | 6,838 |
| 7,340,000 | 埼玉県 | 391 | 381 | 446 | 465 | 419 | 558 | 543 | 540 | 415 | 389 | 6,078 |
| 6,275,000 | 千葉県 | 378 | 421 | 430 | 475 | 400 | 536 | 510 | 573 | 488 | 539 | 5,793 |
| 5,432,000 | 兵庫県 | 421 | 496 | 441 | 430 | 397 | 556 | 514 | 545 | 490 | 378 | 6,349 |
| 5,183,000 | 北海道 | 428 | 455 | 393 | 447 | 406 | 519 | 488 | 527 | 390 | 425 | 6,845 |
| 5,124,000 | 福岡県 | 542 | 524 | 530 | 533 | 447 | 498 | 445 | 495 | 358 | 314 | 6,849 |
| 3,608,000 | 静岡県 | 310 | 291 | 238 | 313 | 284 | 308 | 298 | 310 | 283 | 258 | 4,130 |
| 2,852,000 | 茨城県 | 217 | 169 | 181 | 191 | 158 | 196 | 184 | 178 | 171 | 138 | 2,488 |
| 2,780,000 | 広島県 | 205 | 210 | 216 | 265 | 233 | 336 | 284 | 281 | 243 | 187 | 3,662 |
| 2,561,000 | 京都府 | 224 | 222 | 198 | 245 | 247 | 315 | 271 | 257 | 254 | 236 | 3,104 |
| 2,290,000 | 宮城県 | 129 | 115 | 113 | 100 | 104 | 140 | 101 | 116 | 89 | 68 | 1,821 |
| 2,177,000 | 新潟県 | 76 | 87 | 77 | 98 | 95 | 81 | 74 | 67 | 74 | 74 | 1,834 |
| 2,033,000 | 長野県 | 166 | 161 | 136 | 141 | 128 | 125 | 105 | 127 | 106 | 87 | 2,533 |
| 1,961,000 | 岐阜県 | 113 | 136 | 98 | 137 | 114 | 144 | 139 | 129 | 94 | 87 | 1,969 |
| 1,927,000 | 群馬県 | 151 | 171 | 153 | 163 | 146 | 186 | 175 | 158 | 185 | 136 | 2,348 |
| 1,921,000 | 栃木県 | 86 | 92 | 94 | 105 | 120 | 127 | 108 | 127 | 108 | 120 | 1,531 |
| 1,876,000 | 岡山県 | 155 | 159 | 169 | 140 | 136 | 174 | 146 | 173 | 137 | 113 | 2,298 |
| 1,812,000 | 福島県 | 132 | 148 | 127 | 135 | 116 | 125 | 105 | 108 | 106 | 96 | 1,763 |
| 1,756,000 | 三重県 | 117 | 113 | 94 | 107 | 91 | 116 | 115 | 119 | 118 | 103 | 1,651 |
| 1,728,000 | 熊本県 | 231 | 244 | 241 | 207 | 170 | 221 | 203 | 191 | 153 | 137 | 3,000 |
| 1,576,000 | 鹿児島県 | 218 | 253 | 219 | 228 | 186 | 265 | 208 | 190 | 136 | 167 | 2,990 |
| 1,468,000 | 沖縄県 | 107 | 114 | 85 | 94 | 102 | 128 | 118 | 104 | 74 | 90 | 1,804 |
| 1,411,000 | 滋賀県 | 60 | 71 | 72 | 69 | 104 | 99 | 84 | 78 | 81 | 70 | 1,289 |
| 1,328,000 | 山口県 | 128 | 145 | 117 | 129 | 125 | 127 | 94 | 95 | 90 | 77 | 1,769 |
| 1,321,000 | 愛媛県 | 125 | 99 | 104 | 96 | 103 | 117 | 113 | 113 | 91 | 80 | 1,861 |
| 1,315,000 | 奈良県 | 113 | 97 | 115 | 102 | 109 | 115 | 122 | 114 | 113 | 95 | 1,605 |
| 1,297,000 | 長崎県 | 183 | 179 | 159 | 168 | 121 | 156 | 127 | 130 | 105 | 87 | 2,194 |
| 1,221,000 | 青森県 | 61 | 56 | 53 | 50 | 57 | 83 | 57 | 62 | 62 | 57 | 1,070 |
| 1,196,000 | 岩手県 | 69 | 60 | 69 | 50 | 51 | 72 | 64 | 67 | 71 | 82 | 1,175 |
| 1,125,000 | 石川県 | 81 | 100 | 95 | 86 | 91 | 82 | 71 | 61 | 54 | 52 | 1,308 |
| 1,114,000 | 大分県 | 143 | 127 | 111 | 153 | 117 | 161 | 103 | 126 | 119 | 124 | 1,938 |
| 1,061,000 | 宮崎県 | 85 | 101 | 85 | 78 | 76 | 80 | 65 | 70 | 42 | 44 | 1,276 |
| 1,055,000 | 山形県 | 66 | 59 | 65 | 71 | 63 | 64 | 48 | 57 | 43 | 54 | 1,095 |
| 1,025,000 | 富山県 | 53 | 63 | 57 | 64 | 64 | 84 | 58 | 55 | 51 | 69 | 1,043 |
| 945,000 | 秋田県 | 36 | 33 | 26 | 40 | 41 | 29 | 23 | 35 | 45 | 39 | 757 |
| 942,000 | 香川県 | 69 | 93 | 68 | 79 | 64 | 80 | 81 | 75 | 69 | 48 | 1,262 |
| 914,000 | 和歌山県 | 74 | 113 | 86 | 94 | 83 | 134 | 89 | 89 | 72 | 73 | 1,501 |
| 806,000 | 佐賀県 | 100 | 84 | 96 | 106 | 89 | 117 | 87 | 97 | 70 | 79 | 1,425 |
| 805,000 | 山梨県 | 73 | 71 | 62 | 68 | 77 | 80 | 69 | 57 | 56 | 55 | 1,033 |
| 760,000 | 福井県 | 90 | 76 | 65 | 71 | 59 | 86 | 42 | 60 | 21 | 47 | 1,052 |
| 712,000 | 徳島県 | 80 | 64 | 62 | 94 | 81 | 85 | 74 | 88 | 80 | 87 | 1,292 |
| 684,000 | 高知県 | 109 | 126 | 110 | 107 | 76 | 93 | 73 | 71 | 53 | 41 | 1,622 |
| 665,000 | 島根県 | 50 | 48 | 39 | 44 | 42 | 61 | 37 | 52 | 24 | 31 | 829 |
| 549,000 | 鳥取県 | 72 | 44 | 39 | 46 | 51 | 56 | 59 | 51 | 36 | 35 | 870 |

＊総務省統計局 人口推計 第11表 都道府県、年齢(3区分)、男女別人口－総人口、日本人人口(2021年10月1日現在)
参照

# 3 生涯学習履修状況

会員数：133,133名

新人教育プログラム修了者：106,316名

認定理学療法士：
15,094名

専門理学療法士：
1,722名

男性会員数：80,938名

新人教育プログラム修了者：
65,041名

認定理学療法士：
11,964名

専門理学療法士：
1,459名

女性会員数：52,195名

新人教育プログラム修了者：
41,275名

認定理学療法士：
3,130名

専門理学療法士：
263名

資料・統計

# 9 認定・専門理学療法士制度、認定・専門理学療法士の取得者数

### ◆認定・専門理学療法士制度

　本会における認定理学療法士制度は2010年から、専門理学療法士制度は1997年から運用を開始し、2022年4月の生涯学習制度変更に伴い、本制度もリニューアルされた。以下は2021年度までの制度概要である（本制度の詳細については、16ページを参照）。

### 認定理学療法士制度

　認定理学療法士制度は、7分野23領域からなり、それぞれの認定領域において理学療法技術と知識を有することが認められた者を認定理学療法士として認定する。認定理学療法士は、良質なサービスを提供する臨床能力を備え、より高度な専門性を志向し、生涯にわたる自己研鑽を継続する者と定義する。そのため、認定理学療法士の資格認定後も、高い専門的臨床技能と経験を維持するために、5年ごとの更新を義務づけている。

### 専門理学療法士制度

　専門理学療法士制度は、7分野からなり、それぞれの専門分野において理学療法の知識・学際的専門性を有することが認められた者を専門理学療法士として認定する。

　また、専門理学療法士は、理学療法の学問的発展に寄与する研究活動を維持し、より高度な専門性を志向し、生涯にわたる自己研鑽を継続する者と定義する。そのため、専門理学療法士の資格認定後も、高い知識・学際的専門性を維持するために、5年ごとの更新を義務づけている。

## ● 認定・専門理学療法士取得者数の5年推移　　　　　　　　　　　　（人）

|  | 2018年 | 2019年 | 2020年 | 2021年 | 2022年 |
|---|---|---|---|---|---|
| 専門理学療法士取得者 | 701 | 1,250 | 1,480 | 1,478 | 1,714 |
| 認定理学療法士取得者 | 4,711 | 6,873 | 10,271 | 10,259 | 14,582 |

＊失効者除く実人数
＊2020年度は新型コロナウイルス感染症の拡大に伴い試験を延期したため、2021年の取得者数は大きな変動なし

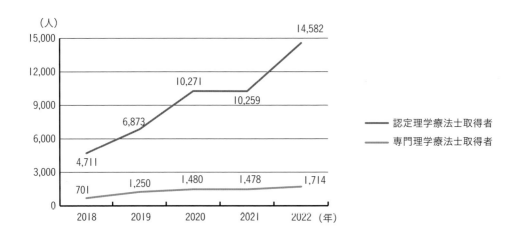

## ● 認定理学療法士

### ①都道府県別・経験年数別の取得者数

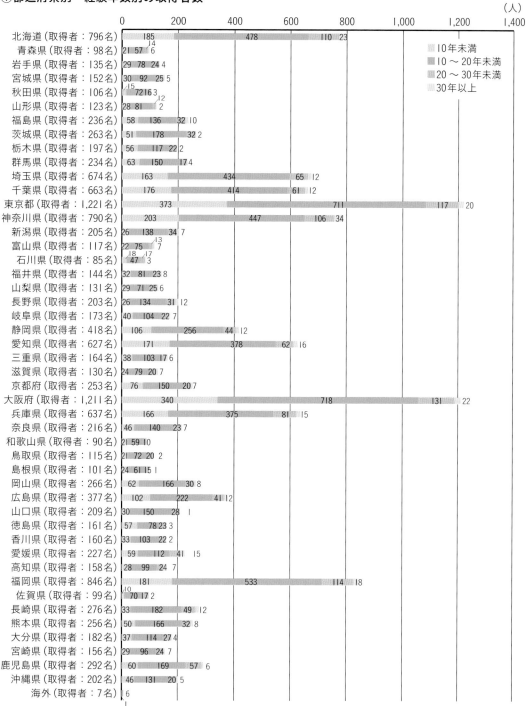

(人)

凡例:
- 10年未満
- 10～20年未満
- 20～30年未満
- 30年以上

| 都道府県 | 10年未満 | 10～20年未満 | 20～30年未満 | 30年以上 |
|---|---|---|---|---|
| 北海道（取得者：796名） | 185 | 478 | 110 | 23 |
| 青森県（取得者：98名） | 21 | 57 | 14 | 6 |
| 岩手県（取得者：135名） | 29 | 78 | 24 | 4 |
| 宮城県（取得者：152名） | 30 | 92 | 25 | 5 |
| 秋田県（取得者：106名） | 15 | 72 | 16 | 3 |
| 山形県（取得者：123名） | 28 | 81 | 12 | 2 |
| 福島県（取得者：236名） | 58 | 136 | 32 | 10 |
| 茨城県（取得者：263名） | 51 | 178 | 32 | 2 |
| 栃木県（取得者：197名） | 56 | 117 | 22 | 2 |
| 群馬県（取得者：234名） | 63 | 150 | 17 | 4 |
| 埼玉県（取得者：674名） | 163 | 434 | 65 | 12 |
| 千葉県（取得者：663名） | 176 | 414 | 61 | 12 |
| 東京都（取得者：1,221名） | 373 | 711 | 117 | 20 |
| 神奈川県（取得者：790名） | 203 | 447 | 106 | 34 |
| 新潟県（取得者：205名） | 26 | 138 | 34 | 7 |
| 富山県（取得者：117名） | 22 | 75 | 13 | 7 |
| 石川県（取得者：85名） | 18 | 47 | 17 | 3 |
| 福井県（取得者：144名） | 32 | 81 | 23 | 8 |
| 山梨県（取得者：131名） | 29 | 71 | 25 | 6 |
| 長野県（取得者：203名） | 26 | 134 | 31 | 12 |
| 岐阜県（取得者：173名） | 40 | 104 | 22 | 7 |
| 静岡県（取得者：418名） | 106 | 256 | 44 | 12 |
| 愛知県（取得者：627名） | 171 | 378 | 62 | 16 |
| 三重県（取得者：164名） | 38 | 103 | 17 | 6 |
| 滋賀県（取得者：130名） | 24 | 79 | 20 | 7 |
| 京都府（取得者：253名） | 76 | 150 | 20 | 7 |
| 大阪府（取得者：1,211名） | 340 | 718 | 131 | 22 |
| 兵庫県（取得者：637名） | 166 | 375 | 81 | 15 |
| 奈良県（取得者：216名） | 46 | 140 | 23 | 7 |
| 和歌山県（取得者：90名） | 21 | 59 | 10 | |
| 鳥取県（取得者：115名） | 21 | 72 | 20 | 2 |
| 島根県（取得者：101名） | 24 | 61 | 15 | 1 |
| 岡山県（取得者：266名） | 62 | 166 | 30 | 8 |
| 広島県（取得者：377名） | 102 | 222 | 41 | 12 |
| 山口県（取得者：209名） | 30 | 150 | 28 | 1 |
| 徳島県（取得者：161名） | 57 | 78 | 23 | 3 |
| 香川県（取得者：160名） | 33 | 103 | 22 | 2 |
| 愛媛県（取得者：227名） | 59 | 112 | 41 | 15 |
| 高知県（取得者：158名） | 28 | 99 | 24 | 7 |
| 福岡県（取得者：846名） | 181 | 533 | 114 | 18 |
| 佐賀県（取得者：99名） | 10 | 70 | 17 | 2 |
| 長崎県（取得者：276名） | 33 | 182 | 49 | 12 |
| 熊本県（取得者：256名） | 50 | 166 | 32 | 8 |
| 大分県（取得者：182名） | 37 | 114 | 27 | 4 |
| 宮崎県（取得者：156名） | 29 | 96 | 24 | 7 |
| 鹿児島県（取得者：292名） | 60 | 169 | 57 | 6 |
| 沖縄県（取得者：202名） | 46 | 131 | 20 | 5 |
| 海外（取得者：7名） | 6 | 1 | | |

＊2022年8月3日現在

第Ⅴ章

資料・統計

## ②都道府県別・領域別の取得者数

(人)

| 都道府県名 | 脳卒中 | 神経筋障害 | 脊髄障害 | 発達障害 | 運動器 | 切断 | スポーツ理学療法 | 徒手理学療法 | 循環 | 呼吸 |
|---|---|---|---|---|---|---|---|---|---|---|
| 北海道 | 200 | 19 | 4 | 33 | 233 | | 51 | 26 | 73 | 67 |
| 青森県 | 31 | 1 | | 1 | 23 | | 9 | | 11 | 5 |
| 岩手県 | 74 | | 3 | | 18 | 1 | 2 | 1 | 14 | 8 |
| 宮城県 | 53 | 5 | 2 | 3 | 27 | | 11 | | 11 | 21 |
| 秋田県 | 53 | 1 | | 2 | 25 | | 6 | | 10 | 12 |
| 山形県 | 46 | 3 | 1 | 3 | 24 | | 3 | 3 | 11 | 10 |
| 福島県 | 71 | 4 | | 6 | 57 | 1 | 10 | 1 | 13 | 25 |
| 茨城県 | 54 | 5 | 7 | 8 | 67 | 2 | 17 | 2 | 25 | 29 |
| 栃木県 | 57 | 3 | 3 | 5 | 56 | | 7 | 4 | 23 | 21 |
| 群馬県 | 40 | 3 | 1 | 5 | 74 | | 43 | 5 | 9 | 23 |
| 埼玉県 | 171 | 13 | 12 | 14 | 232 | 3 | 41 | 9 | 49 | 58 |
| 千葉県 | 149 | 11 | 10 | 13 | 240 | 6 | 56 | 13 | 50 | 70 |
| 東京都 | 357 | 30 | 7 | 36 | 352 | 7 | 137 | 30 | 110 | 103 |
| 神奈川県 | 178 | 9 | 9 | 31 | 216 | 2 | 70 | 20 | 76 | 80 |
| 新潟県 | 56 | 6 | 2 | 8 | 52 | | 12 | 7 | 14 | 18 |
| 富山県 | 35 | 2 | 1 | 4 | 30 | | 10 | 2 | 9 | 16 |
| 石川県 | 25 | 2 | 1 | 1 | 29 | | 1 | 3 | 6 | 4 |
| 福井県 | 26 | 4 | 3 | 2 | 37 | | 15 | 4 | 14 | 17 |
| 山梨県 | 50 | | 1 | 6 | 33 | | 10 | | 4 | 12 |
| 長野県 | 62 | 8 | 1 | 10 | 52 | | 7 | 3 | 12 | 26 |
| 岐阜県 | 35 | 1 | 2 | 5 | 52 | | 7 | 2 | 19 | 22 |
| 静岡県 | 99 | 5 | 3 | 9 | 116 | | 40 | 5 | 34 | 56 |
| 愛知県 | 175 | 5 | 9 | 20 | 181 | 3 | 39 | 8 | 49 | 58 |
| 三重県 | 40 | | | 6 | 60 | | 6 | | 14 | 14 |
| 滋賀県 | 35 | 4 | | 4 | 36 | | 5 | 7 | 9 | 12 |
| 京都府 | 61 | 7 | | 5 | 88 | | 16 | 3 | 27 | 34 |
| 大阪府 | 362 | 11 | 18 | 39 | 375 | 6 | 48 | 24 | 114 | 140 |
| 兵庫県 | 170 | 11 | 9 | 12 | 197 | 1 | 45 | 12 | 53 | 71 |
| 奈良県 | 47 | 4 | 1 | 3 | 58 | | 16 | 4 | 13 | 22 |
| 和歌山県 | 17 | 4 | 1 | 5 | 30 | | 4 | 4 | 13 | 8 |
| 鳥取県 | 14 | 1 | | 4 | 42 | | 3 | 4 | 1 | 14 |
| 島根県 | 22 | 3 | 1 | 2 | 29 | | 8 | | 10 | 17 |
| 岡山県 | 59 | 6 | 5 | 4 | 98 | | 12 | 7 | 22 | 23 |
| 広島県 | 73 | 3 | 1 | 2 | 130 | | 15 | 10 | 49 | 41 |
| 山口県 | 63 | 2 | 3 | 5 | 52 | | 2 | 4 | 11 | 20 |
| 徳島県 | 33 | 2 | | | 46 | | 7 | 3 | 9 | 13 |
| 香川県 | 51 | 1 | | 4 | 60 | | 8 | 1 | 11 | 13 |
| 愛媛県 | 46 | 2 | 4 | 6 | 94 | | 8 | 12 | 12 | 14 |
| 高知県 | 55 | 2 | 2 | 4 | 49 | | | 2 | 8 | 18 |
| 福岡県 | 201 | 8 | 5 | 11 | 297 | 1 | 27 | 9 | 106 | 92 |
| 佐賀県 | 23 | | | 3 | 38 | | 9 | 2 | 5 | 9 |
| 長崎県 | 57 | 3 | 1 | 5 | 93 | | 3 | 3 | 20 | 31 |
| 熊本県 | 75 | 4 | 1 | 2 | 85 | | 6 | 5 | 26 | 15 |
| 大分県 | 30 | | | 7 | 68 | | 4 | 6 | 15 | 18 |
| 宮崎県 | 36 | 3 | 1 | 7 | 65 | | 11 | 3 | 9 | 19 |
| 鹿児島県 | 67 | 8 | | 11 | 142 | | 4 | 1 | 15 | 23 |
| 沖縄県 | 54 | 1 | | | 60 | 1 | 10 | 2 | 28 | 21 |
| 海外 | 4 | | | | | | | | 3 | 2 |

＊2022年8月3日現在

（人）

| 代謝 | 地域理学療法 | 健康増進・参加 | 介護予防 | 補装具 | 物理療法 | 褥瘡・創傷ケア | 疼痛管理 | 臨床教育 | 管理・運営 | 学校教育 |
|---|---|---|---|---|---|---|---|---|---|---|
| 18 | 51 | 3 | 37 | 10 | 2 | 2 | 2 | 11 | 18 | 3 |
| 2 | 11 | | 1 | 1 | 1 | | | | 3 | 6 |
| 3 | 15 | | 6 | 3 | | | 1 | 1 | 3 | 2 |
| 4 | 17 | 1 | 2 | 1 | | 1 | | | 2 | 6 |
| 3 | 9 | | 3 | 2 | | | | 2 | 3 | |
| 3 | 9 | 1 | 11 | | 1 | | | 2 | 3 | |
| 5 | 32 | 3 | 11 | | 1 | 3 | | 2 | 5 | 1 |
| 8 | 34 | 3 | 13 | 6 | 5 | | | 3 | 11 | |
| 6 | 20 | 2 | 2 | | 1 | | | 2 | 7 | 3 |
| 11 | 18 | 1 | 12 | | | | | 5 | 12 | 1 |
| 26 | 79 | 5 | 23 | 9 | 3 | 2 | | 4 | 27 | 3 |
| 26 | 51 | 5 | 17 | 8 | 3 | | | 10 | 23 | 4 |
| 33 | 96 | 14 | 43 | 20 | 4 | | 6 | 29 | 44 | 14 |
| 22 | 90 | 3 | 25 | 15 | 8 | | 1 | 15 | 24 | 16 |
| 11 | 23 | 3 | 8 | 5 | | 1 | 2 | 2 | 2 | 2 |
| 3 | 10 | 1 | 1 | | 2 | | 1 | 2 | 2 | 2 |
| 3 | 10 | 2 | 2 | 2 | | | | 1 | 2 | |
| 3 | 20 | | 4 | | | | | 1 | | |
| 7 | 7 | 1 | 6 | 1 | 1 | | | 2 | 3 | 1 |
| 4 | 17 | 1 | 10 | 4 | 2 | | | 2 | | |
| 10 | 22 | 1 | 6 | 1 | 1 | 1 | | 2 | 6 | |
| 12 | 41 | 7 | 21 | 6 | 2 | | 1 | 6 | 7 | 4 |
| 33 | 64 | 6 | 24 | 2 | 4 | | 1 | 7 | 19 | 4 |
| 3 | 23 | 2 | 13 | | | | 1 | 1 | 5 | 2 |
| 7 | 15 | 2 | 4 | | | | 1 | 1 | 7 | |
| 6 | 24 | 2 | 6 | 3 | 2 | | 1 | | 10 | |
| 35 | 142 | 23 | 34 | 9 | 7 | 2 | 5 | 43 | 57 | 13 |
| 21 | 61 | 3 | 19 | 10 | 1 | | 4 | 11 | 30 | 8 |
| 6 | 30 | 3 | 11 | 2 | 9 | | 1 | 6 | 8 | 4 |
| 3 | 8 | 2 | 3 | | 1 | | | | 3 | 1 |
| 4 | 27 | 2 | 7 | 1 | | 1 | | | 5 | |
| 4 | 7 | 1 | 8 | | | 1 | | 3 | 7 | 2 |
| 9 | 15 | 2 | 17 | | 1 | | 1 | 9 | 8 | 4 |
| 19 | 37 | 5 | 12 | 3 | 1 | | | 2 | 9 | 1 |
| 9 | 36 | 4 | 15 | 4 | | 1 | | 2 | 9 | |
| 20 | 18 | 1 | 12 | 1 | 1 | | | 2 | 10 | 2 |
| 10 | 8 | | 3 | 1 | | | | | 1 | 1 |
| 12 | 23 | 3 | 13 | 3 | 1 | | 1 | 1 | 6 | 4 |
| 1 | 20 | 5 | 7 | 1 | | | 1 | 2 | 8 | 2 |
| 17 | 65 | 10 | 40 | 12 | 5 | | 1 | 13 | 24 | 17 |
| 1 | 12 | | 3 | 2 | | | | | 5 | 1 |
| 5 | 41 | 1 | 12 | 2 | 3 | | 1 | 5 | 10 | 2 |
| 15 | 27 | 4 | 7 | | | | | 3 | 9 | |
| 5 | 23 | 2 | 15 | 1 | 3 | | | 4 | | 5 |
| 3 | 22 | 1 | 8 | 2 | 4 | | | 5 | 2 | 3 |
| 6 | 27 | | 9 | 5 | 2 | | 1 | 2 | 11 | 7 |
| 5 | 15 | 2 | 8 | 5 | 1 | | | 7 | 8 | 2 |

第V章 資料・統計

111

## ● 専門理学療法士

### ①都道府県別・経験年数別の取得者数

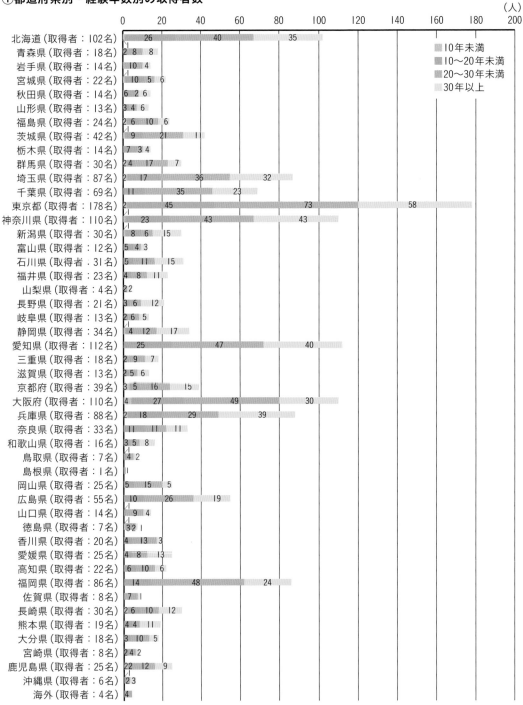

＊2022年8月3日現在

## ②都道府県別・分野別の取得者数

（人）

| 都道府県名 | 基礎理学療法 | 神経理学療法 | 小児理学療法 | 運動器理学療法 | スポーツ理学療法 | 心血管理学療法 | 呼吸理学療法 | 糖尿病理学療法 | 地域理学療法 | 予防理学療法 | 支援工学理学療法 | 物理療法 | 理学療法教育 |
|---|---|---|---|---|---|---|---|---|---|---|---|---|---|
| 北海道 | 25 | 24 | 24 | 30 | 30 | 19 | 19 | 19 | 10 | 10 | 10 | 1 | 4 |
| 青森県 | 5 | 4 | 4 | 6 | 6 | 1 | 1 | 1 | 1 | 1 | 1 | | 1 |
| 岩手県 | 5 | 1 | 1 | 2 | 2 | 6 | 6 | 6 | 2 | 2 | 2 | | |
| 宮城県 | 13 | 4 | 4 | 4 | 4 | 3 | 3 | 3 | 2 | 2 | 2 | | |
| 秋田県 | 3 | 3 | 3 | 4 | 4 | 6 | 6 | 6 | 1 | 1 | 1 | 2 | 1 |
| 山形県 | 6 | 1 | 1 | 2 | 2 | 1 | 1 | 1 | 2 | 2 | 2 | | 3 |
| 福島県 | 6 | 6 | 6 | 6 | 6 | 7 | 7 | 7 | 5 | 5 | 5 | 2 | 3 |
| 茨城県 | 16 | 11 | 11 | 11 | 11 | 4 | 4 | 4 | 7 | 7 | 7 | | 9 |
| 栃木県 | 3 | 1 | 1 | 6 | 6 | 5 | 5 | 5 | 1 | 1 | 1 | | |
| 群馬県 | 7 | 10 | 10 | 6 | 6 | 4 | 4 | 4 | 5 | 5 | 5 | 1 | 1 |
| 埼玉県 | 30 | 25 | 25 | 27 | 27 | 7 | 7 | 7 | 20 | 20 | 20 | 1 | 3 |
| 千葉県 | 17 | 14 | 14 | 22 | 22 | 11 | 11 | 11 | 12 | 12 | 12 | 2 | 7 |
| 東京都 | 39 | 42 | 42 | 48 | 48 | 40 | 40 | 40 | 37 | 37 | 37 | 4 | 13 |
| 神奈川県 | 14 | 28 | 28 | 37 | 37 | 14 | 14 | 14 | 23 | 23 | 23 | | 5 |
| 新潟県 | 14 | 5 | 5 | 9 | 9 | 6 | 6 | 6 | 5 | 5 | 5 | | 3 |
| 富山県 | 4 | 2 | 2 | 3 | 3 | 1 | 1 | 1 | 1 | 1 | 1 | | 3 |
| 石川県 | 7 | 10 | 10 | 10 | 10 | 7 | 7 | 7 | 4 | 4 | 4 | | 3 |
| 福井県 | 4 | 5 | 5 | 10 | 10 | 5 | 5 | 5 | 4 | 4 | 4 | | 3 |
| 山梨県 | | 4 | 4 | | | | | | | | | | |
| 長野県 | 3 | 6 | 6 | 7 | 7 | 3 | 3 | 3 | 2 | 2 | 2 | | 1 |
| 岐阜県 | | 1 | 1 | 6 | 6 | 5 | 5 | 5 | 1 | 1 | 1 | | |
| 静岡県 | 11 | 2 | 2 | 7 | 7 | 9 | 9 | 9 | 6 | 6 | 6 | | |
| 愛知県 | 24 | 27 | 27 | 35 | 35 | 18 | 18 | 18 | 16 | 16 | 16 | 3 | 8 |
| 三重県 | 4 | 1 | 1 | 4 | 4 | 7 | 7 | 7 | 3 | 3 | 3 | | 1 |
| 滋賀県 | 3 | 1 | 1 | 4 | 4 | 4 | 4 | 4 | 1 | 1 | 1 | | |
| 京都府 | 14 | 8 | 8 | 18 | 18 | 3 | 3 | 3 | 4 | 4 | 4 | | 1 |
| 大阪府 | 32 | 22 | 22 | 31 | 31 | 19 | 19 | 19 | 20 | 20 | 20 | 1 | 7 |
| 兵庫県 | 19 | 25 | 25 | 25 | 25 | 22 | 22 | 22 | 16 | 16 | 16 | 4 | 3 |
| 奈良県 | 5 | 11 | 11 | 6 | 6 | 4 | 4 | 4 | 7 | 7 | 7 | 5 | 1 |
| 和歌山県 | 5 | 2 | 2 | 4 | 4 | 3 | 3 | 3 | 3 | 3 | 3 | 1 | 2 |
| 鳥取県 | | | | 3 | 3 | 2 | 2 | 2 | 1 | 1 | 1 | | 1 |
| 島根県 | | | | | | | | | | | | | |
| 岡山県 | 5 | 4 | 4 | 11 | 11 | 5 | 5 | 5 | 5 | 5 | 5 | | 1 |
| 広島県 | 9 | 13 | 13 | 25 | 25 | 6 | 6 | 6 | 10 | 10 | 10 | 1 | 8 |
| 山口県 | 1 | 2 | 2 | 8 | 8 | | | | 5 | 5 | 5 | 1 | |
| 徳島県 | 2 | 1 | 1 | | | 1 | 1 | 1 | 3 | 3 | 3 | | |
| 香川県 | 1 | 3 | 3 | 7 | 7 | 10 | 10 | 10 | 1 | 1 | 1 | 1 | |
| 愛媛県 | 3 | 6 | 6 | 11 | 11 | 8 | 8 | 8 | | | | | 1 |
| 高知県 | 5 | 5 | 5 | 3 | 3 | 4 | 4 | 4 | 7 | 7 | 7 | | 3 |
| 福岡県 | 16 | 19 | 19 | 28 | 28 | 18 | 18 | 18 | 10 | 10 | 10 | | 11 |
| 佐賀県 | 1 | 4 | 4 | 4 | 4 | | | | | | | | |
| 長崎県 | 5 | 3 | 3 | 9 | 9 | 6 | 6 | 6 | 11 | 11 | 11 | | |
| 熊本県 | 7 | 3 | 3 | 3 | 3 | 2 | 2 | 2 | 2 | 2 | 2 | | 3 |
| 大分県 | 4 | 5 | 5 | 4 | 4 | 4 | 4 | 4 | 4 | 4 | 4 | | |
| 宮崎県 | 3 | 1 | 1 | 3 | 3 | 1 | 1 | 1 | 2 | 2 | 2 | | |
| 鹿児島県 | 6 | 10 | 10 | 7 | 7 | 5 | 5 | 5 | 2 | 2 | 2 | | 3 |
| 沖縄県 | | 1 | 1 | 3 | 3 | | | | 2 | 2 | 2 | | |
| 海外 | | | | 3 | 3 | 1 | 1 | 1 | | | | | |

＊2022年8月3日現在

第Ⅴ章

資料・統計

# 新人教育プログラム臨床見学
# 受け入れ施設数

| 年度 都道府県 | 2017 | 2018 | 2019 | 2020 | 2021 |
|---|---|---|---|---|---|
| 北海道 | 12 | 16 | 19 | 20 | 22 |
| 青森県 | 0 | 1 | 1 | 1 | 1 |
| 岩手県 | 1 | 4 | 4 | 4 | 4 |
| 宮城県 | 1 | 5 | 5 | 5 | 5 |
| 秋田県 | 1 | 2 | 2 | 3 | 3 |
| 山形県 | 2 | 2 | 3 | 3 | 3 |
| 福島県 | 4 | 7 | 7 | 8 | 9 |
| 茨城県 | 7 | 7 | 7 | 7 | 7 |
| 栃木県 | 5 | 5 | 5 | 5 | 6 |
| 群馬県 | 6 | 10 | 10 | 12 | 11 |
| 埼玉県 | 9 | 11 | 12 | 15 | 17 |
| 千葉県 | 8 | 9 | 11 | 11 | 12 |
| 東京都 | 12 | 19 | 24 | 24 | 25 |
| 神奈川県 | 6 | 9 | 11 | 13 | 13 |
| 新潟県 | 4 | 4 | 5 | 7 | 7 |
| 富山県 | 0 | 0 | 0 | 0 | 0 |
| 石川県 | 0 | 1 | 1 | 1 | 1 |
| 福井県 | 2 | 2 | 2 | 2 | 2 |
| 山梨県 | 3 | 6 | 6 | 6 | 6 |
| 長野県 | 1 | 1 | 1 | 2 | 2 |
| 岐阜県 | 9 | 11 | 11 | 11 | 11 |
| 静岡県 | 5 | 6 | 8 | 7 | 7 |
| 愛知県 | 8 | 10 | 11 | 13 | 15 |
| 三重県 | 3 | 4 | 4 | 4 | 4 |

| 年度 都道府県 | 2017 | 2018 | 2019 | 2020 | 2021 |
|---|---|---|---|---|---|
| 滋賀県 | 1 | 1 | 1 | 2 | 2 |
| 京都府 | 5 | 7 | 8 | 9 | 9 |
| 大阪府 | 10 | 14 | 15 | 18 | 18 |
| 兵庫県 | 10 | 10 | 11 | 12 | 12 |
| 奈良県 | 1 | 2 | 2 | 3 | 3 |
| 和歌山県 | 1 | 2 | 2 | 2 | 2 |
| 鳥取県 | 1 | 2 | 3 | 2 | 3 |
| 島根県 | 3 | 4 | 5 | 5 | 5 |
| 岡山県 | 7 | 9 | 12 | 13 | 13 |
| 広島県 | 10 | 12 | 15 | 17 | 18 |
| 山口県 | 6 | 7 | 7 | 7 | 7 |
| 徳島県 | 6 | 5 | 5 | 5 | 5 |
| 香川県 | 8 | 8 | 8 | 8 | 8 |
| 愛媛県 | 3 | 5 | 5 | 6 | 6 |
| 高知県 | 1 | 1 | 2 | 2 | 2 |
| 福岡県 | 13 | 19 | 21 | 25 | 24 |
| 佐賀県 | 0 | 0 | 1 | 2 | 2 |
| 長崎県 | 4 | 6 | 6 | 6 | 6 |
| 熊本県 | 2 | 4 | 4 | 3 | 3 |
| 大分県 | 4 | 5 | 5 | 5 | 5 |
| 宮崎県 | 0 | 3 | 3 | 3 | 3 |
| 鹿児島県 | 7 | 10 | 10 | 10 | 10 |
| 沖縄県 | 9 | 10 | 10 | 10 | 12 |

＊各年度3月31日現在

● 全国の年度別臨床見学受け入れ施設数

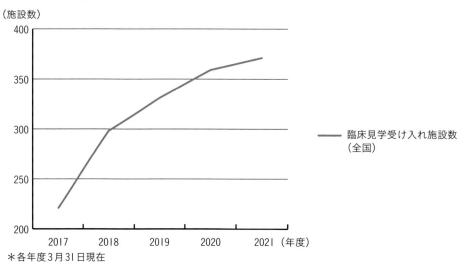

（施設数）

＊各年度3月31日現在

# 協会指定管理者（初級・上級）取得者数

● 協会指定管理者都道府県別取得者割合（資格別内訳）

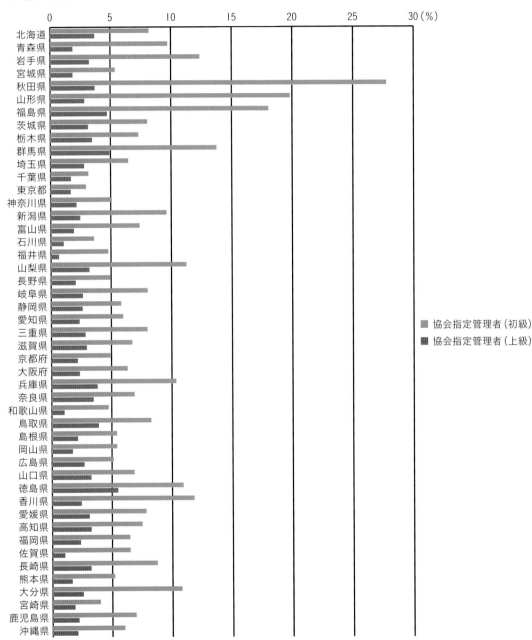

協会指定管理者（初級）
協会指定管理者（上級）

＊2022年3月31日現在

## ● 協会指定管理者都道府県別取得者数

(人)

| 都道府県 | 会員数 | 初級 | 上級 |
|---|---|---|---|
| 北海道 | 6,845 | 560 | 252 |
| 青森県 | 1,070 | 104 | 20 |
| 岩手県 | 1,175 | 145 | 38 |
| 宮城県 | 1,821 | 98 | 34 |
| 秋田県 | 757 | 210 | 28 |
| 山形県 | 1,095 | 217 | 31 |
| 福島県 | 1,763 | 318 | 83 |
| 茨城県 | 2,488 | 200 | 78 |
| 栃木県 | 1,531 | 112 | 53 |
| 群馬県 | 2,348 | 322 | 115 |
| 埼玉県 | 6,078 | 394 | 170 |
| 千葉県 | 5,793 | 182 | 98 |
| 東京都 | 9,691 | 285 | 162 |
| 神奈川県 | 6,837 | 347 | 147 |
| 新潟県 | 1,834 | 176 | 45 |
| 富山県 | 1,043 | 77 | 20 |
| 石川県 | 1,308 | 47 | 14 |
| 福井県 | 1,052 | 50 | 7 |
| 山梨県 | 1,033 | 116 | 33 |
| 長野県 | 2,533 | 126 | 52 |
| 岐阜県 | 1,969 | 158 | 52 |
| 静岡県 | 4,130 | 241 | 108 |
| 愛知県 | 6,838 | 410 | 161 |
| 三重県 | 1,651 | 132 | 47 |
| 滋賀県 | 1,289 | 87 | 38 |
| 京都府 | 3,104 | 152 | 68 |
| 大阪府 | 9,551 | 607 | 225 |
| 兵庫県 | 6,349 | 657 | 243 |
| 奈良県 | 1,605 | 111 | 56 |
| 和歌山県 | 1,501 | 71 | 16 |
| 鳥取県 | 870 | 72 | 34 |
| 島根県 | 829 | 45 | 18 |
| 岡山県 | 2,298 | 125 | 40 |
| 広島県 | 3,662 | 188 | 99 |
| 山口県 | 1,769 | 122 | 58 |
| 徳島県 | 1,292 | 141 | 71 |
| 香川県 | 1,262 | 149 | 31 |
| 愛媛県 | 1,861 | 146 | 58 |
| 高知県 | 1,622 | 122 | 53 |
| 福岡県 | 6,849 | 445 | 162 |
| 佐賀県 | 1,425 | 93 | 15 |
| 長崎県 | 2,194 | 192 | 71 |
| 熊本県 | 3,000 | 156 | 50 |
| 大分県 | 1,938 | 209 | 50 |
| 宮崎県 | 1,276 | 51 | 24 |
| 鹿児島県 | 2,990 | 209 | 66 |
| 沖縄県 | 1,804 | 109 | 38 |

＊初級：協会指定管理者（初級）
＊上級：協会指定管理者（上級）
＊休会者を含む
＊2022年3月31日現在

## ●管理者の組織化と人材育成の目的

1. **士会、ブロック、市町村へとミクロ化する組織対応範囲の充実**

　　各都道府県における地域包括ケアシステムに対する取り組みは推進され、ブロックや市町村、郡市区医師会へと対応はミクロ化している。組織として対応するには、各地域を基盤としている医療機関、介護保険関連施設、教育機関等に従事している管理者の協力体制が必要不可欠であり、ブロック・市町村・郡市区医師会レベルで対応できるよう、組織化を行う必要がある。

2. **（地域の）医療・介護・福祉の再編に対する対応能力の強化**

　　医療・介護サービスの連携、医療機関の機能分化等に伴う病床再編の動向は、法人における理学療法士の勤務状況や雇用等を左右する事項であり、管理者が病床機能に応じた理学療法士の役割を的確に把握する必要性が増している。管理者が所属法人の組織運営に適切に対応することが、理学療法士の立場を守ることとも大きく関係する。管理者がこうした役割を果たせるようにするためには、管理者間で情報提供や交換を行うことが重要である。またこれらの動向について、卒前の養成教育とも連携することが効果的であると考えられるため、養成校の教員との情報交換も必要である。

3. **多様な職場に勤務する理学療法士の質の向上のための管理者能力の強化**

　　急増する理学療法士における質の低下は、職種に対する信頼の低下にもつながる。それを防ぐためには、管理者が職場の理学療法士の質向上に向けて意識し、行動することが重要である。したがって管理者の能力を向上させるために、協会、士会が一体となって、管理者の育成を強化する必要がある。

4. **管理者の孤立を防ぎ、仕事の幅を拡げる**

　　管理者は職位が上がっていくと、自分より上位の役職者や、自分と同じ職位の管理者の数が減っていく。そのため管理者は、何かに困ったり、何か新しいことを始めたいとしても、相談する相手がいないという状況に陥ることがある。このことは、組織でよりよい成果をあげるうえでも、自分のやりたいことを実現するうえでもマイナスとなる。

　　しかしながら組織の外に目を向ければ、同じような立場の管理者は少なからず存在する。しかも組織の外では、施設形態や利用者の特性に応じて、多種多様な実践が行われている。組織の外の管理者と情報交換することは、管理者の孤立を防ぐのみならず、多種多様な知見に触れる機会となることで、管理者の仕事の幅を拡げる。そのことは組織にとっても管理者本人にとっても、大きな利益となる。

# 推進リーダー(地域ケア会議・介護予防)および フレイル対策推進マネジャー取得者数

● 都道府県別リーダー取得者割合（資格別内訳）

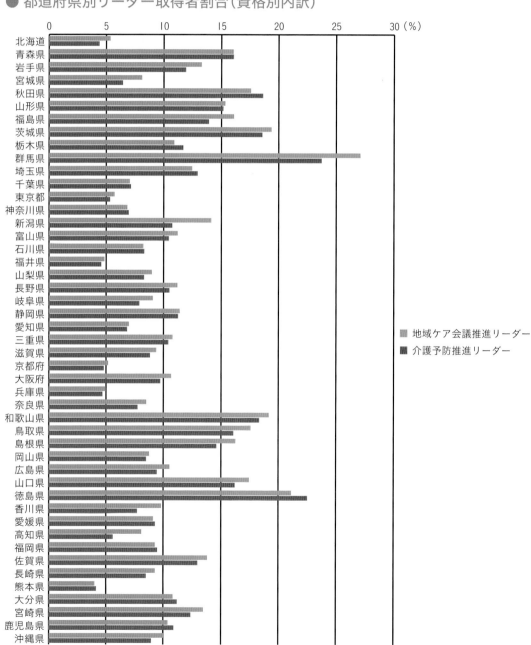

凡例:
■ 地域ケア会議推進リーダー
■ 介護予防推進リーダー

第Ⅴ章

資料・統計

117

## ● 都道府県別リーダー取得者割合（取得者全体）

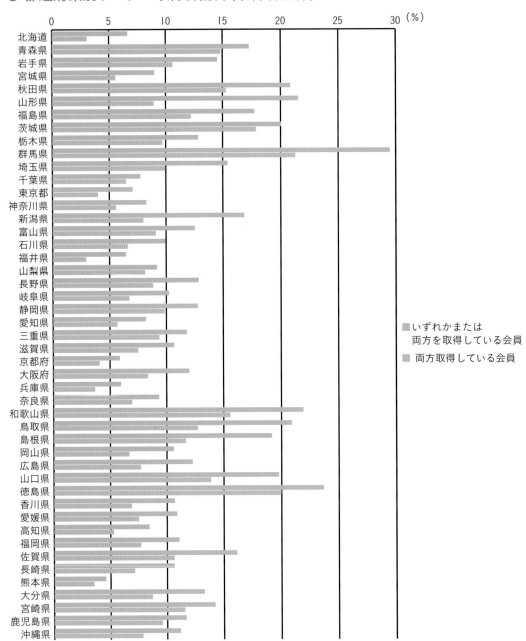

凡例：
■ いずれかまたは両方を取得している会員
■ 両方取得している会員

● フレイル対策推進マネジャーとは

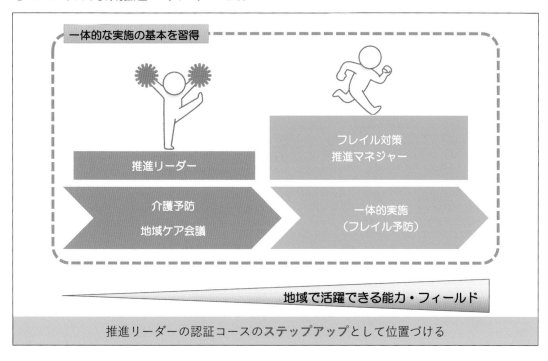

推進リーダーの認証コースの**ステップアップ**として位置づける

● フレイル対策推進マネジャー都道府県別取得者数

(人)

| 都道府県 | 2020年度 | 2021年度 | 都道府県 | 2020年度 | 2021年度 |
|---|---|---|---|---|---|
| 北海道 | 106 | 10 | 滋賀県 | 36 | 10 |
| 青森県 | 54 | 10 | 京都府 | 53 | 5 |
| 岩手県 | 49 | 3 | 大阪府 | 398 | 69 |
| 宮城県 | 42 | 13 | 兵庫県 | 99 | 17 |
| 秋田県 | 35 | 2 | 奈良県 | 45 | 24 |
| 山形県 | 36 | 6 | 和歌山県 | 89 | 7 |
| 福島県 | 92 | 8 | 鳥取県 | 48 | 2 |
| 茨城県 | 166 | 14 | 島根県 | 33 | 3 |
| 栃木県 | 64 | 7 | 岡山県 | 67 | 18 |
| 群馬県 | 197 | 22 | 広島県 | 158 | 6 |
| 埼玉県 | 284 | 44 | 山口県 | 97 | 14 |
| 千葉県 | 173 | 19 | 徳島県 | 118 | 12 |
| 東京都 | 192 | 38 | 香川県 | 32 | 5 |
| 神奈川県 | 196 | 21 | 愛媛県 | 63 | 12 |
| 新潟県 | 66 | 6 | 高知県 | 32 | 5 |
| 富山県 | 39 | 10 | 福岡県 | 228 | 42 |
| 石川県 | 44 | 6 | 佐賀県 | 63 | 11 |
| 福井県 | 13 | 3 | 長崎県 | 75 | 9 |
| 山梨県 | 39 | 1 | 熊本県 | 55 | 5 |
| 長野県 | 97 | 23 | 大分県 | 93 | 6 |
| 岐阜県 | 70 | 10 | 宮崎県 | 62 | 6 |
| 静岡県 | 166 | 28 | 鹿児島県 | 122 | 24 |
| 愛知県 | 189 | 28 | 沖縄県 | 47 | 9 |
| 三重県 | 50 | 35 | 総計 | 4,572 | 688 |

＊2022年3月31日現在

13

# 高齢者の割合と会員の全国割合
（都道府県別 65歳以上人口と本会会員数の比率）

（人）

| 都道府県 | 2018年度 | | | | 2019年度 | | | |
|---|---|---|---|---|---|---|---|---|
| | 65歳以上人口[1] | 65歳以上人口割合 | 本会会員数[2] | 65歳以上人口/本会会員数 | 65歳以上人口[1] | 65歳以上人口割合 | 本会会員数[2] | 65歳以上人口/本会会員数 |
| 全国 | 35,578,000 | 28% | 119,420 | 297.9 | 35,885,000 | 28% | 125,261 | 286.5 |
| 北海道 | 1,656,000 | 31% | 5,970 | 277.4 | 1,673,000 | 32% | 6,358 | 263.1 |
| 青森県 | 412,000 | 33% | 946 | 435.5 | 415,000 | 33% | 995 | 417.1 |
| 岩手県 | 403,000 | 33% | 1,037 | 388.6 | 406,000 | 33% | 1,082 | 375.2 |
| 宮城県 | 643,000 | 28% | 1,648 | 390.2 | 652,000 | 28% | 1,726 | 377.8 |
| 秋田県 | 357,000 | 36% | 662 | 539.3 | 359,000 | 37% | 690 | 520.3 |
| 山形県 | 358,000 | 33% | 986 | 363.1 | 360,000 | 33% | 1,024 | 351.6 |
| 福島県 | 576,000 | 31% | 1,555 | 370.4 | 582,000 | 32% | 1,630 | 357.1 |
| 茨城県 | 833,000 | 29% | 2,247 | 370.7 | 843,000 | 29% | 2,340 | 360.3 |
| 栃木県 | 546,000 | 28% | 1,284 | 425.2 | 554,000 | 29% | 1,365 | 405.9 |
| 群馬県 | 574,000 | 29% | 2,035 | 282.1 | 580,000 | 30% | 2,150 | 269.8 |
| 埼玉県 | 1,934,000 | 26% | 5,312 | 364.1 | 1,961,000 | 27% | 5,655 | 346.8 |
| 千葉県 | 1,721,000 | 28% | 4,833 | 356.1 | 1,743,000 | 28% | 5,190 | 335.8 |
| 東京都 | 3,189,000 | 23% | 8,694 | 366.8 | 3,209,000 | 23% | 9,187 | 349.3 |
| 神奈川県 | 2,305,000 | 25% | 5,870 | 392.7 | 2,329,000 | 25% | 6,267 | 371.6 |
| 新潟県 | 716,000 | 32% | 1,705 | 419.9 | 720,000 | 32% | 1,752 | 411.0 |
| 富山県 | 336,000 | 32% | 930 | 361.3 | 337,000 | 32% | 968 | 348.1 |
| 石川県 | 334,000 | 29% | 1,209 | 276.3 | 337,000 | 30% | 1,237 | 272.4 |
| 福井県 | 231,000 | 30% | 995 | 235.2 | 235,000 | 31% | 1,028 | 228.6 |
| 山梨県 | 248,000 | 30% | 967 | 256.5 | 250,000 | 31% | 987 | 253.3 |
| 長野県 | 651,000 | 32% | 2,325 | 280.0 | 653,000 | 32% | 2,409 | 271.1 |
| 岐阜県 | 595,000 | 30% | 1,786 | 333.1 | 599,000 | 30% | 1,874 | 319.6 |
| 静岡県 | 1,081,000 | 30% | 3,574 | 302.5 | 1,089,000 | 30% | 3,801 | 286.5 |
| 愛知県 | 1,875,000 | 25% | 6,200 | 302.4 | 1,892,000 | 25% | 6,510 | 290.6 |
| 三重県 | 527,000 | 29% | 1,448 | 364.0 | 530,000 | 30% | 1,526 | 347.3 |
| 滋賀県 | 363,000 | 26% | 1,125 | 322.7 | 368,000 | 26% | 1,168 | 315.1 |
| 京都府 | 749,000 | 29% | 2,788 | 268.7 | 753,000 | 29% | 2,897 | 259.9 |
| 大阪府 | 2,420,000 | 28% | 8,412 | 287.7 | 2,434,000 | 28% | 8,928 | 272.6 |
| 兵庫県 | 1,577,000 | 29% | 5,610 | 281.1 | 1,591,000 | 29% | 5,945 | 267.6 |
| 奈良県 | 413,000 | 31% | 1,389 | 297.3 | 417,000 | 31% | 1,479 | 281.9 |
| 和歌山県 | 306,000 | 33% | 1,405 | 217.8 | 306,000 | 33% | 1,436 | 213.1 |
| 鳥取県 | 177,000 | 32% | 787 | 224.9 | 178,000 | 32% | 829 | 214.7 |
| 島根県 | 231,000 | 34% | 771 | 299.6 | 231,000 | 34% | 812 | 284.5 |
| 岡山県 | 571,000 | 30% | 2,068 | 276.1 | 573,000 | 30% | 2,162 | 265.0 |
| 広島県 | 817,000 | 29% | 3,297 | 247.8 | 823,000 | 29% | 3,480 | 236.5 |
| 山口県 | 465,000 | 34% | 1,640 | 283.5 | 466,000 | 34% | 1,694 | 275.1 |
| 徳島県 | 243,000 | 33% | 1,172 | 207.3 | 245,000 | 34% | 1,210 | 202.5 |
| 香川県 | 303,000 | 32% | 1,144 | 264.9 | 305,000 | 32% | 1,205 | 253.1 |
| 愛媛県 | 441,000 | 33% | 1,704 | 258.8 | 442,000 | 33% | 1,773 | 249.3 |
| 高知県 | 245,000 | 35% | 1,613 | 151.9 | 246,000 | 35% | 1,609 | 152.9 |
| 福岡県 | 1,408,000 | 28% | 6,390 | 220.3 | 1,425,000 | 28% | 6,614 | 215.5 |
| 佐賀県 | 244,000 | 30% | 1,318 | 185.1 | 246,000 | 30% | 1,363 | 180.5 |
| 長崎県 | 429,000 | 32% | 2,151 | 199.4 | 433,000 | 33% | 2,181 | 198.5 |
| 熊本県 | 537,000 | 31% | 2,858 | 187.9 | 543,000 | 31% | 2,954 | 183.8 |
| 大分県 | 371,000 | 32% | 1,764 | 210.3 | 373,000 | 33% | 1,838 | 202.9 |
| 宮崎県 | 342,000 | 32% | 1,247 | 274.3 | 346,000 | 32% | 1,278 | 270.7 |
| 鹿児島県 | 506,000 | 31% | 2,845 | 177.9 | 512,000 | 32% | 2,916 | 175.6 |
| 沖縄県 | 313,000 | 22% | 1,704 | 183.7 | 322,000 | 22% | 1,739 | 185.2 |

1) 総務省統計局による各年度10月1日時点の推計人口（年齢不詳の人口を各歳別にあん分した人口）。人口数値は千人単位未満の位で四捨五入しているため，合計の数値と内訳の計は必ずしも一致しない。
2) 会員数は国内会員のみ換算（海外会員は除く）
3) 総務省統計局 国勢調査 令和2年 都道府県・市区町村別の主な結果（2020年10月現在）参照

（人）

| 都道府県 | 2020年度 | | | | 2021年度 | | | |
|---|---|---|---|---|---|---|---|---|
| | 65歳以上人口[3] | 65歳以上人口割合 | 本会会員数[2] | 65歳以上人口/本会会員数 | 65歳以上人口[1] | 65歳以上人口割合 | 本会会員数[2] | 65歳以上人口/本会会員数 |
| 全国 | 36,026,632 | 29% | 129,772 | 277.6 | 36,214,000 | 29% | 133,023 | 272.2 |
| 北海道 | 1,679,288 | 32% | 6,601 | 254.4 | 1,686,000 | 33% | 6,845 | 246.3 |
| 青森県 | 417,815 | 34% | 1,033 | 404.5 | 419,000 | 34% | 1,070 | 391.6 |
| 岩手県 | 407,015 | 34% | 1,123 | 362.4 | 409,000 | 34% | 1,175 | 348.1 |
| 宮城県 | 647,640 | 28% | 1,795 | 360.8 | 655,000 | 29% | 1,821 | 359.7 |
| 秋田県 | 359,687 | 37% | 725 | 496.1 | 360,000 | 38% | 757 | 475.6 |
| 山形県 | 361,178 | 34% | 1,056 | 342.0 | 362,000 | 34% | 1,095 | 330.6 |
| 福島県 | 580,272 | 32% | 1,693 | 342.7 | 585,000 | 32% | 1,763 | 331.8 |
| 茨城県 | 850,733 | 30% | 2,438 | 348.9 | 860,000 | 30% | 2,488 | 345.7 |
| 栃木県 | 562,216 | 29% | 1,435 | 391.8 | 569,000 | 30% | 1,531 | 371.7 |
| 群馬県 | 584,738 | 30% | 2,251 | 259.8 | 589,000 | 31% | 2,348 | 250.9 |
| 埼玉県 | 1,983,776 | 27% | 5,891 | 336.7 | 2,000,000 | 27% | 6,078 | 329.1 |
| 千葉県 | 1,733,870 | 28% | 5,493 | 315.7 | 1,748,000 | 28% | 5,793 | 301.7 |
| 東京都 | 3,194,751 | 23% | 9,585 | 333.3 | 3,202,000 | 23% | 9,691 | 330.4 |
| 神奈川県 | 2,360,820 | 26% | 6,599 | 357.8 | 2,376,000 | 26% | 6,837 | 347.5 |
| 新潟県 | 721,278 | 33% | 1,813 | 397.8 | 723,000 | 33% | 1,834 | 394.2 |
| 富山県 | 336,851 | 33% | 1,003 | 335.8 | 337,000 | 33% | 1,043 | 323.1 |
| 石川県 | 337,171 | 30% | 1,278 | 263.8 | 338,000 | 30% | 1,308 | 258.4 |
| 福井県 | 234,933 | 31% | 1,027 | 228.8 | 236,000 | 31% | 1,052 | 224.3 |
| 山梨県 | 249,808 | 31% | 1,013 | 246.6 | 252,000 | 31% | 1,033 | 243.9 |
| 長野県 | 654,562 | 32% | 2,488 | 263.1 | 657,000 | 32% | 2,533 | 259.4 |
| 岐阜県 | 602,366 | 30% | 1,926 | 312.8 | 605,000 | 31% | 1,969 | 307.3 |
| 静岡県 | 1,092,750 | 30% | 3,984 | 274.3 | 1,099,000 | 31% | 4,130 | 266.1 |
| 愛知県 | 1,907,392 | 25% | 6,711 | 284.2 | 1,918,000 | 26% | 6,838 | 280.5 |
| 三重県 | 529,549 | 30% | 1,592 | 332.6 | 531,000 | 30% | 1,651 | 321.6 |
| 滋賀県 | 371,668 | 26% | 1,245 | 298.5 | 376,000 | 27% | 1,289 | 291.7 |
| 京都府 | 756,404 | 29% | 3,015 | 250.9 | 758,000 | 30% | 3,104 | 244.2 |
| 大阪府 | 2,441,984 | 28% | 9,276 | 263.3 | 2,442,000 | 28% | 9,551 | 255.7 |
| 兵庫県 | 1,601,399 | 29% | 6,222 | 257.4 | 1,608,000 | 30% | 6,349 | 253.3 |
| 奈良県 | 420,123 | 32% | 1,551 | 270.9 | 423,000 | 32% | 1,605 | 263.6 |
| 和歌山県 | 307,774 | 33% | 1,461 | 210.7 | 308,000 | 34% | 1,501 | 205.2 |
| 鳥取県 | 178,577 | 32% | 850 | 210.1 | 180,000 | 33% | 870 | 206.9 |
| 島根県 | 229,554 | 34% | 813 | 282.4 | 229,000 | 35% | 829 | 276.2 |
| 岡山県 | 572,890 | 30% | 2,257 | 253.8 | 575,000 | 31% | 2,298 | 250.2 |
| 広島県 | 823,098 | 29% | 3,623 | 227.2 | 827,000 | 30% | 3,662 | 225.8 |
| 山口県 | 464,633 | 35% | 1,745 | 266.3 | 465,000 | 35% | 1,769 | 262.9 |
| 徳島県 | 245,983 | 34% | 1,250 | 196.8 | 247,000 | 35% | 1,292 | 191.2 |
| 香川県 | 302,018 | 32% | 1,249 | 241.8 | 303,000 | 32% | 1,262 | 240.1 |
| 愛媛県 | 443,190 | 33% | 1,825 | 242.8 | 444,000 | 34% | 1,861 | 238.6 |
| 高知県 | 245,359 | 35% | 1,618 | 151.6 | 245,000 | 36% | 1,622 | 151.0 |
| 福岡県 | 1,432,779 | 28% | 6,752 | 212.2 | 1,445,000 | 28% | 6,849 | 211.0 |
| 佐賀県 | 248,571 | 31% | 1,378 | 180.4 | 251,000 | 31% | 1,425 | 176.1 |
| 長崎県 | 433,018 | 33% | 2,195 | 197.3 | 435,000 | 34% | 2,194 | 198.3 |
| 熊本県 | 546,232 | 31% | 2,973 | 183.7 | 551,000 | 32% | 3,000 | 183.7 |
| 大分県 | 373,886 | 33% | 1,894 | 197.4 | 376,000 | 34% | 1,938 | 194.0 |
| 宮崎県 | 348,873 | 33% | 1,286 | 271.3 | 351,000 | 33% | 1,276 | 275.1 |
| 鹿児島県 | 516,756 | 33% | 2,962 | 174.5 | 521,000 | 33% | 2,990 | 174.2 |
| 沖縄県 | 331,404 | 23% | 1,779 | 186.3 | 339,000 | 23% | 1,804 | 187.9 |

# 14 2021年度都道府県別 高齢者割合と会員割合

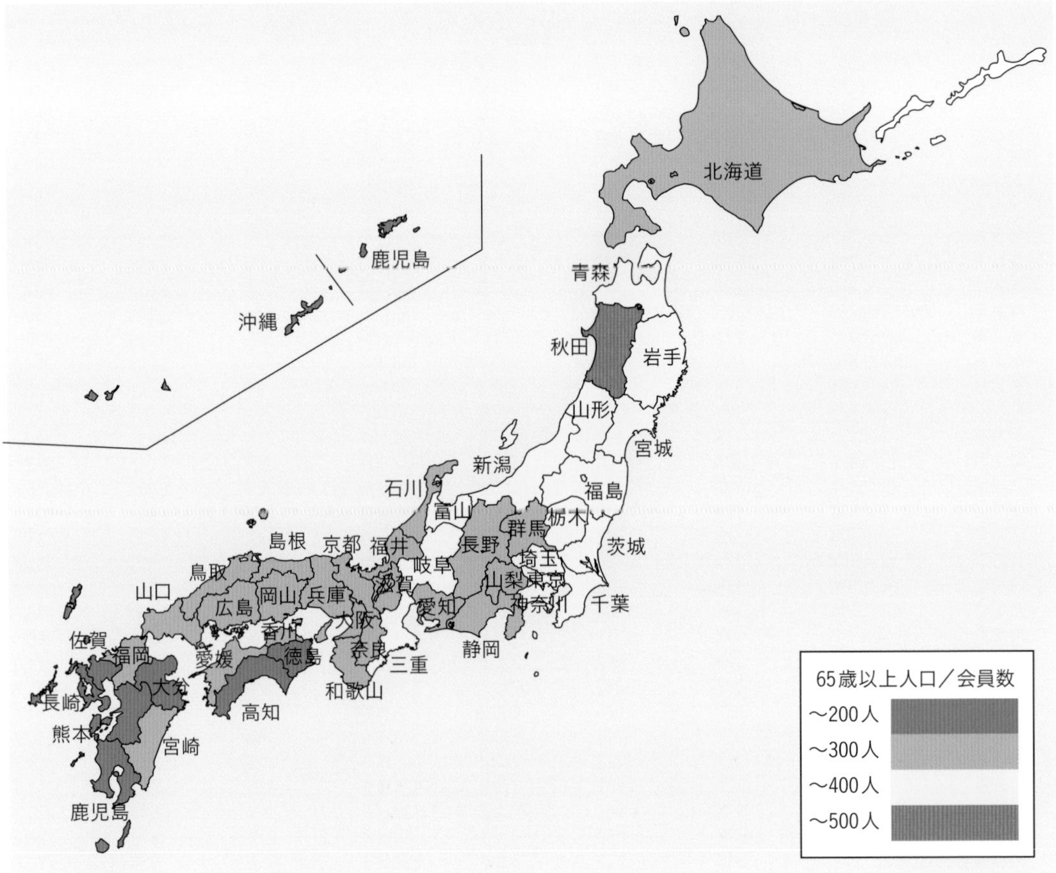
北海道
青森
秋田
岩手
山形
宮城
新潟
福島
石川
富山
群馬
栃木
島根
京都
福井
長野
茨城
鳥取
岐阜
埼玉
山口
滋賀
山梨
東京
広島
岡山
兵庫
愛知
神奈川
千葉
香川
大阪
佐賀
福岡
愛媛
徳島
奈良
静岡
三重
長崎
大分
和歌山
高知
熊本
宮崎
鹿児島
沖縄
65歳以上人口／会員数
〜200人
〜300人
〜400人
〜500人

＊総務省統計局による各年度10月1日時点の推計人口(年齢不詳の人口を各歳別にあん分した人口)

# 臨床実習指導者講習会事業

## ● 2021年度　臨床実習指導者講習会修了者数

| 士会No | 士会 | 開催回数（回） | 修了者数合計（人） | 士会No | 士会 | 開催回数（回） | 修了者数合計（人） |
|---|---|---|---|---|---|---|---|
| 1 | 北海道 | 10 | 555 | 25 | 滋賀 | 1 | 69 |
| 2 | 青森 | 3 | 142 | 26 | 京都 | 5 | 211 |
| 3 | 岩手 | 3 | 115 | 27 | 大阪 | 27 | 1,350 |
| 4 | 宮城 | 5 | 221 | 28 | 兵庫 | 8 | 438 |
| 5 | 秋田 | 3 | 135 | 29 | 奈良 | 9 | 611 |
| 6 | 山形 | 1 | 52 | 30 | 和歌山 | 2 | 104 |
| 7 | 福島 | 5 | 301 | 31 | 鳥取 | 6 | 170 |
| 8 | 茨城 | 3 | 172 | 32 | 島根 | 2 | 55 |
| 9 | 栃木 | 1 | 77 | 33 | 岡山 | 4 | 168 |
| 10 | 群馬 | 10 | 391 | 34 | 広島 | 1 | 35 |
| 11 | 埼玉 | 18 | 1,086 | 35 | 山口 | 3 | 238 |
| 12 | 千葉 | 16 | 976 | 36 | 徳島 | 2 | 127 |
| 13 | 東京 | 27 | 1,527 | 37 | 香川 | 2 | 103 |
| 14 | 神奈川 | 9 | 744 | 38 | 愛媛 | 5 | 327 |
| 15 | 新潟 | 5 | 225 | 39 | 高知 | 5 | 211 |
| 16 | 富山 | 2 | 88 | 40 | 福岡 | 20 | 1,040 |
| 17 | 石川 | 3 | 155 | 41 | 佐賀 | 4 | 179 |
| 18 | 福井 | 1 | 46 | 42 | 長崎 | 4 | 171 |
| 19 | 山梨 | 5 | 244 | 43 | 熊本 | 3 | 178 |
| 20 | 長野 | 4 | 228 | 44 | 大分 | 4 | 224 |
| 21 | 岐阜 | 3 | 195 | 45 | 宮崎 | 3 | 115 |
| 22 | 静岡 | 4 | 225 | 46 | 鹿児島 | 10 | 477 |
| 23 | 愛知 | 27 | 1,014 | 47 | 沖縄 | 3 | 153 |
| 24 | 三重 | 4 | 166 | | 合計 | 305 | 15,834 |

## ● 2020年度　臨床実習指導者講習会修了者数

| 士会No | 士会 | 開催回数（回） | 修了者数合計（人） | 士会No | 士会 | 開催回数（回） | 修了者数合計（人） |
|---|---|---|---|---|---|---|---|
| 1 | 北海道 | 2 | 117 | 25 | 滋賀 | 1 | 70 |
| 2 | 青森 | 0 | 0 | 26 | 京都 | 0 | 0 |
| 3 | 岩手 | 1 | 37 | 27 | 大阪 | 7 | 298 |
| 4 | 宮城 | 0 | 0 | 28 | 兵庫 | 1 | 26 |
| 5 | 秋田 | 3 | 128 | 29 | 奈良 | 0 | 0 |
| 6 | 山形 | 2 | 83 | 30 | 和歌山 | 0 | 0 |
| 7 | 福島 | 0 | 0 | 31 | 鳥取 | 0 | 0 |
| 8 | 茨城 | 2 | 81 | 32 | 島根 | 4 | 104 |
| 9 | 栃木 | 3 | 164 | 33 | 岡山 | 2 | 91 |
| 10 | 群馬 | 3 | 109 | 34 | 広島 | 0 | 0 |
| 11 | 埼玉 | 4 | 237 | 35 | 山口 | 1 | 76 |
| 12 | 千葉 | 4 | 283 | 36 | 徳島 | 1 | 48 |
| 13 | 東京 | 0 | 0 | 37 | 香川 | 1 | 48 |
| 14 | 神奈川 | 0 | 0 | 38 | 愛媛 | 2 | 134 |
| 15 | 新潟 | 1 | 48 | 39 | 高知 | 2 | 87 |
| 16 | 富山 | 1 | 40 | 40 | 福岡 | 0 | 0 |
| 17 | 石川 | 0 | 0 | 41 | 佐賀 | 2 | 87 |
| 18 | 福井 | 1 | 42 | 42 | 長崎 | 2 | 99 |
| 19 | 山梨 | 0 | 0 | 43 | 熊本 | 1 | 49 |
| 20 | 長野 | 4 | 247 | 44 | 大分 | 3 | 201 |
| 21 | 岐阜 | 3 | 204 | 45 | 宮崎 | 0 | 0 |
| 22 | 静岡 | 4 | 295 | 46 | 鹿児島 | 4 | 198 |
| 23 | 愛知 | 5 | 138 | 47 | 沖縄 | 0 | 0 |
| 24 | 三重 | 1 | 46 | | 合計 | 78 | 3,915 |

## ● 2019年度　臨床実習指導者講習会修了者数

| 士会No | 士会 | 開催回数（回） | 修了者数合計（人） | 士会No | 士会 | 開催回数（回） | 修了者数合計（人） |
|---|---|---|---|---|---|---|---|
| 0 | 協会（中央講習会） | 11 | 1,007 | 24 | 三重 | 2 | 175 |
| | | | | 25 | 滋賀 | 1 | 70 |
| 1 | 北海道 | 2 | 165 | 26 | 京都 | 3 | 276 |
| 2 | 青森 | 4 | 198 | 27 | 大阪 | 3 | 246 |
| 3 | 岩手 | 4 | 142 | 28 | 兵庫 | 8 | 621 |
| 4 | 宮城 | 6 | 388 | 29 | 奈良 | 2 | 158 |
| 5 | 秋田 | 0 | 0 | 30 | 和歌山 | 2 | 132 |
| 6 | 山形 | 5 | 332 | 31 | 鳥取 | 1 | 50 |
| 7 | 福島 | 2 | 115 | 32 | 島根 | 3 | 144 |
| 8 | 茨城 | 1 | 78 | 33 | 岡山 | 1 | 99 |
| 9 | 栃木 | 2 | 80 | 34 | 広島 | 5 | 383 |
| 10 | 群馬 | 5 | 248 | 35 | 山口 | 3 | 170 |
| 11 | 埼玉 | 7 | 387 | 36 | 徳島 | 2 | 161 |
| 12 | 千葉 | 0 | 0 | 37 | 香川 | 2 | 120 |
| 13 | 東京 | 4 | 314 | 38 | 愛媛 | 1 | 78 |
| 14 | 神奈川 | 2 | 196 | 39 | 高知 | 4 | 196 |
| 15 | 新潟 | 3 | 207 | 40 | 福岡 | 6 | 572 |
| 16 | 富山 | 1 | 79 | 41 | 佐賀 | 3 | 173 |
| 17 | 石川 | 2 | 169 | 42 | 長崎 | 1 | 97 |
| 18 | 福井 | 0 | 0 | 43 | 熊本 | 1 | 98 |
| 19 | 山梨 | 2 | 98 | 44 | 大分 | 3 | 176 |
| 20 | 長野 | 3 | 126 | 45 | 宮崎 | 2 | 123 |
| 21 | 岐阜 | 1 | 99 | 46 | 鹿児島 | 3 | 232 |
| 22 | 静岡 | 2 | 196 | 47 | 沖縄 | 2 | 120 |
| 23 | 愛知 | 5 | 506 | | 合計 | 138 | 9,800 |

# 6

# 理学療法士の勤務実態及び
# 働き方意向等に関する調査結果

## 1. 回答者等概要

1) 本調査対象は30,000人であり、回答者は3,461人、回答率は11.5%であった。
2) 回答者の理学療法士養成校の卒業年度は、前年度に比べて「2020年」が多くなっており、割合は5.6%である（図1）。

## 2. 家庭・給与

1) 昇給額は「1,000〜2,000円未満」が最も多く31.3%、次いで「2,000〜3,000円未満」16.8%、「5,000円以上」16.2%の順となっている（図2）。
2) 「従たる勤務先はない」が24.2%で、昨年度より大きく減少している。最も多い価格帯は「400〜450万円未満」の14.9%であった（図3）。

## 3. 労働環境

1) 従たる勤務先での1週間当たりの労働時間は、「36〜40時間」が最も多く39.8%、次いで「41時間以上」15.5%の順となっている。「従たる勤務先はない」は30.6%で、昨年度より9.2%下がっている（図4）。
2) 医療・介護施設で1日に担当する患者数は「5〜10人未満」が最も多く43.9%、次いで「10〜15人未満」28.9%、「15人以上」15.6%の順であった（図5）。
3) 医療・介護施設の管理職が臨床業務以外に担っている業務は、「施設内各種委員会出席（割当含む）」が最も多く61.8%、次いで「施設内連携管理」53.8%、「設備・器具・資材管理」52.5%の順となっている（図6）。

## 4. キャリア形成

1) 転職理由は「自己都合」が最も多く89.3%、次いで「出向（移籍出向）」5.7%、「契約期間の満了」2.5%の順となっている。「自己都合」のうち最も多いのは「いろいろな会社で経験を積みたいから」の34.5%であり、次いで「満足のいく仕事内容でなかったから」26.1%、「賃金が低かったから」24.7%の順となっている（図7）。
2) 未就学児の育児中（育児休業中を除く）に離職・退職した者が回答した、もしあれば退職せずに勤務を継続できたと思う取り組みは、「必要時に勤務を交替してくれる人員の確保」が最も多く42.1%、次いで「育児休業の取得や短時間勤務等がキャリア形成を遅らせない仕組み」34.2%、「院内保育施設の設置・充実」「短時間勤務の推進」各31.6%の順となっている。「育児休業の取得や短時間勤務等がキャリア形成を遅らせない仕組み」は昨年度より大きく増加している（図8）。

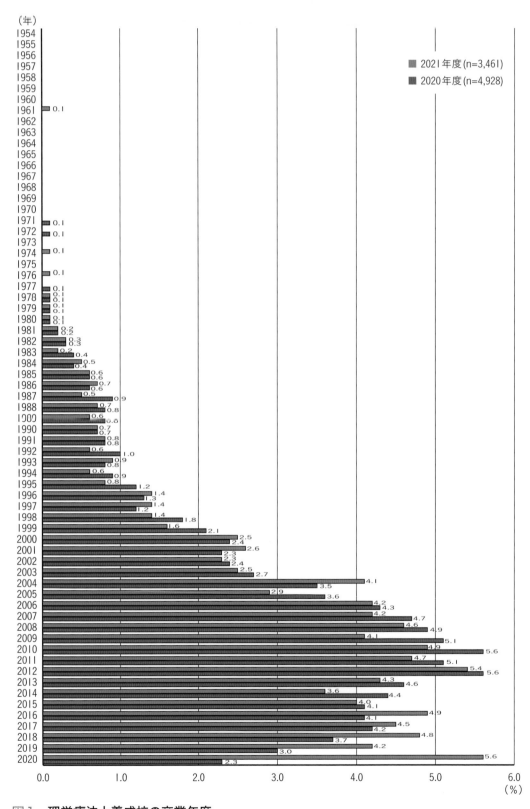

（年）

| | 2021年度(n=3,461) |
| | 2020年度(n=4,928) |

1954
1955
1956
1957
1958
1959
1960
1961　0.1
1962
1963
1964
1965
1966
1967
1968
1969
1970
1971　0.1
1972　0.1
1973
1974　0.1
1975
1976　0.1
1977　0.1
1978　0.1
1979　0.1
1980　0.1
1981　0.2
1982　0.3
1983　0.2　0.4
1984　0.5　0.4
1985　0.6　0.6
1986　0.7　0.6
1987　0.5　0.9
1988　0.7　0.8
1989　0.6　0.6
1990　0.7　0.7
1991　0.8　0.8
1992　0.6　1.0
1993　0.9　0.8
1994　0.6　0.9
1995　0.8　1.2
1996　1.4　1.3
1997　1.4　1.2
1998　1.4　1.8
1999　1.6　2.1
2000　2.5　2.4
2001　2.6　2.3
2002　2.3　2.4
2003　2.5　2.7
2004　3.5　4.1
2005　2.9　3.6
2006　4.2　4.3
2007　4.2　4.7
2008　4.6　4.9
2009　4.1　5.1
2010　4.9　5.6
2011　4.7　5.1
2012　5.4　5.6
2013　4.3　4.6
2014　3.6　4.4
2015　4.0　4.1
2016　4.1　4.9
2017　4.2　4.5
2018　3.7　4.8
2019　3.0　4.2
2020　2.3　5.6

0.0　1.0　2.0　3.0　4.0　5.0　6.0
（%）

図1　理学療法士養成校の卒業年度

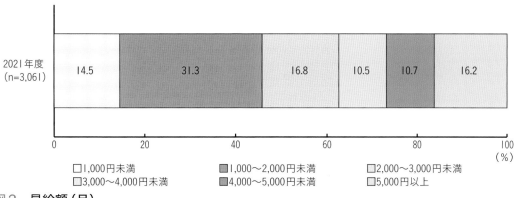

図2 昇給額（月）

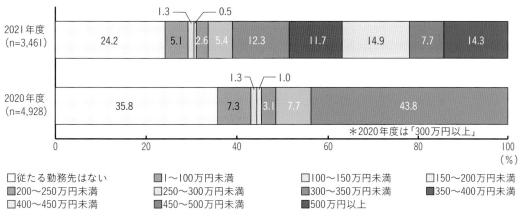

図3 年間給与額

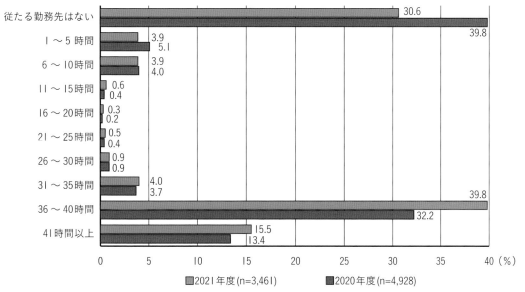

図4 1週間当たりの労働時間

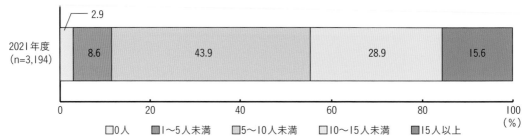

図5 医療・介護施設で1日に担当する患者数

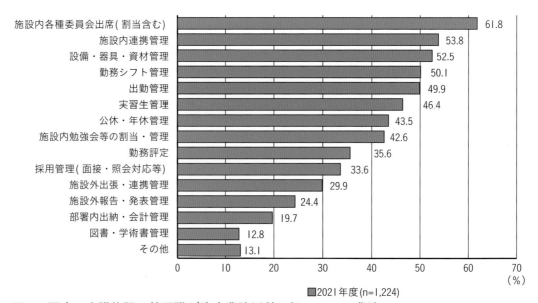

図6 医療・介護施設の管理職が臨床業務以外に担っている業務

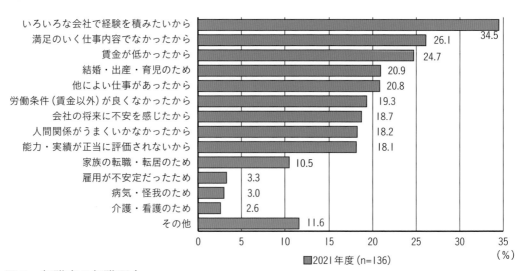

図7 転職者の転職理由

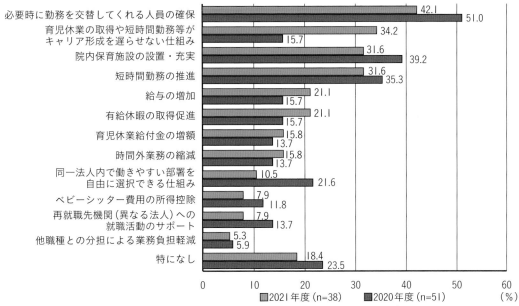

図8 未就学児の育児中（育児休業中を除く）に離職・退職した者が回答した、もしあれば退職せずに勤務を継続できたと思う取り組み

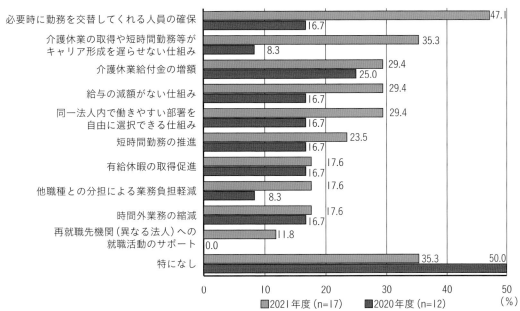

図9 介護経験があって介護休業を取得せず退職した者が回答した、もしあれば退職せずに勤務を継続できたと思う取り組み

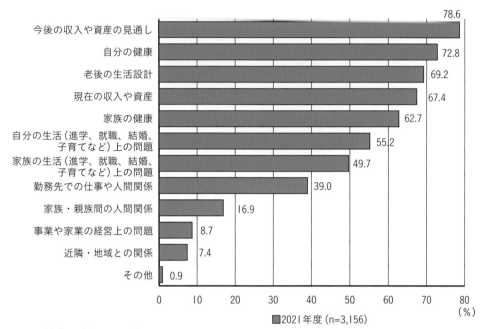

図10　将来に対する不安

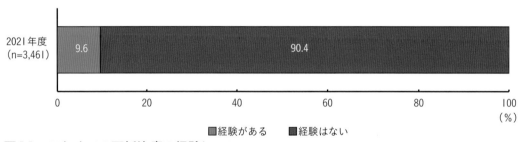

図11　これまでの不妊治療の経験について

3）介護経験がある者のうち、介護休業を取得せず退職した者が回答した、もしあれば退職せずに勤務を継続できたと思う取り組みは、「必要時に勤務を交替してくれる人員の確保」が最も多く47.1％、次いで「介護休業の取得や短時間勤務等がキャリア形成を遅らせない仕組み」35.3％の順となっている（図9）。

4）将来に対する不安は、「ある」が91.2％、「ない」が8.8％であり、具体的な不安は「今後の収入や資産の見通し」が最も多く78.6％、次いで「自分の健康」72.8％、「老後の生活設計」69.2％の順となっている（図10）。

5）これまでの不妊治療の経験は、「ない」が90.4％、「ある」が9.6％となっている（図11）。

# 7 学術大会一覧

● 2021年度日本理学療法学会連合会員団体　学術大会・学術事業一覧
　（2021年4月1日～2022年3月31日）

| 会期 | 事業名<br>（学術大会名・学術事業名） | 主催学会・研究会 | 会場 | テーマ | 参加者数<br>（人） |
|---|---|---|---|---|---|
| 6月24日 | 日本神経理学療法学会発足記念シンポジウム | 日本神経理学療法学会 | 京都大学国際科学イノベーション棟5階シンポジウムホール・Web開催 | 発足記念シンポジウム | 499 |
| 7月3日～30日 | 日本予防理学療法学会第6回サテライト集会 | 日本予防理学療法学会 | Web（オンデマンド公開） | 多角的な立ち位置からの思いと共に歩む予防理学療法学の未来 | 673 |
| 7月11日 | 骨盤底・産前産後理学療法研修会レベルⅠ | 日本ウィメンズヘルス・メンズヘルス理学療法研究会 | インターリハ株式会社・兵庫医療大学よりライブ配信 | 骨盤底の解剖・生理・運動 | 47 |
| 8月28日 | 第5回日本循環器理学療法学会学術大会 | 日本循環器理学療法学会 | Web開催 | 運動処方について考える | 647 |
| 8月29日 | 第7回日本糖尿病理学療法学会・症例報告学術集会・学術大会　合同大会 | 日本糖尿病理学療法学会 | Web開催 | ・学術大会：糖尿病合併症の重症化予防を目指して　10年後のために今できること<br>・症例報告：重複する障害を持つ糖尿病患者」―どう診る、どうする、どう繋ぐ― | 546 |
| 8月29日 | ウィメンズヘルス理学療法基礎セミナー＜産前産後の理学療法の基礎＞ | 日本ウィメンズヘルス・メンズヘルス理学療法研究会 | ウィリング横浜よりライブ配信 | 産前産後の理学療法の基礎 | 98 |
| 9月9日 | 再生医療への予防的理学療法研究会「再生医療への予防理学療法学の応用」 | 日本予防理学療法学会 | Web開催 | 再生医療への予防的理学療法研究会2021 | 64 |
| 9月11日～12日 | 第9回日本運動器理学療法学会学術大会　日本筋骨格系徒手理学療法研究会　日本ウィメンズ・メンズヘルス理学療法研究会　合同大会 | 日本運動器理学療法学会　日本筋骨格系徒手理学療法研究会　日本ウィメンズ・メンズヘルス理学療法研究会 | Web開催 | 運動器理学療法の標準化 | 2,097 |
| 9月18日 | 糖尿病理学療法に関するエビデンス構築を目指した　研究支援セミナー「基礎編」 | 日本糖尿病理学療法学会 | Web開催 | 研究の基礎を学習する | 76 |
| 9月19日 | 効果をあげる理学療法技術としての装具療法を考えるフォーラム（東京） | 日本支援工学理学療法学会 | Web開催 | | 308 |
| 9月26日 | 第7回日本呼吸理学療法学会学術大会 | 日本呼吸理学療法学会 | 藍野大学 | 呼吸を知る | 1,082 |

| 会期 | 事業名<br>（学術大会名・学術事業名） | 主催学会・研究会 | 会場 | テーマ | 参加者数<br>（人） |
|---|---|---|---|---|---|
| 10月2日<br>～3日 | 第4回日本がん・リンパ浮腫理学療法研究会学術大会 | 日本がん理学療法学会 | Web開催 | がん理学療法を振り返る　～今日まで、そして明日から～ | 583 |
| 10月3日 | 第22回日本神経理学療法学会サテライトカンファレンスin山梨 | 日本神経理学療法学会 | Web開催 | 感覚障害と運動制御・学習 | 486 |
| 10月3日 | 糖尿病理学療法に関するエビデンス構築を目指した研究支援セミナー「実践編」 | 日本糖尿病理学療法学会 | Web開催 | データ処理の実践 | 44 |
| 10月23日<br>～24日 | 第26回日本基礎理学療法学会学術大会 | 日本基礎理学療法学会 | Web開催 | サイエンスとしての基礎理学療法 -beyond evidence to scientific insights- | 789 |
| 10月24日 | 第1回日本循環器理学療法学会サテライトカンファレンス | 日本循環器理学療法学会 | Web開催 | 循環器疾患を合併する高齢患者のリスク管理と理学療法 | 200 |
| 10月24日 | 骨盤底・産前産後理学療法研修会レベルⅠ | 日本ウィメンズヘルス・メンズヘルス理学療法研究会 | インターリハ株式会社・兵庫医療大学よりライブ配信 | 骨盤底の解剖・生理・運動 | 49 |
| 10月30日 | 症例に基づく徒手理学療法① | 日本筋骨格系徒手理学療法研究会 | Web開催 | | 135 |
| 10月31日 | 第23回日本神経理学療法学会サテライトカンファレンスin愛知 | 日本神経理学療法学会 | ウインクあいち＋WEB開催 | 視床出血と理学療法 | 731 |
| 11月13日 | 第8回日本予防理学療法学会学術大会・第4回日本産業理学療法研究会学術大会・第5回日本栄養・嚥下理学療法研究会学術大会 | 日本予防理学療法学会<br>日本産業理学療法研究会<br>日本栄養・嚥下理学療法研究会 | Web開催 | 予防理学療法の思考と応用 | 863 |
| 11月13日 | 効果をあげる理学療法技術としての装具療法を考えるフォーラム（福岡） | 日本支援工学理学療法学会 | Web開催 | | 313 |
| 11月14日 | 骨盤底理学療法・産前産後理学療法レベルⅡ（共通）：臨床医学（泌尿器科学・産婦人科学） | 日本ウィメンズヘルス・メンズヘルス理学療法研究会 | インターリハ株式会社よりライブ配信 | 臨床医学（泌尿器科学・産婦人科学） | 98 |
| 11月20日 | 第1回日本物理療法研究会SIGカンファレンス | 日本物理療法研究会 | Web開催（運営本部：西大和リハビリテーション病院） | 国際基準に合わせた物理療法の新展開 | 525 |
| 11月21日 | 第24回日本神経理学療法学会サテライトカンファレンスin金沢 | 日本神経理学療法学会 | 金沢大学十全講堂 | 片麻痺患者の体幹機能って何？ | 694 |
| 11月27日<br>～28日 | 第8回日本小児理学療法学会学術大会 | 日本小児理学療法学会 | Web開催 | ジェネラリスト・スペシャリスト協働の時代へ - みんなで集おう！みんなで語ろう！ - | 1,020 |
| 11月28日 | 第2回日本ウィメンズヘルス・メンズヘルス理学療法研究会研究サポートレクチャー | 日本ウィメンズヘルス・メンズヘルス理学療法研究会 | ステーションコンファレンス川崎 | 自分の研究をデザインする | 49 |

| 会期 | 事業名<br>(学術大会名・学術事業名) | 主催学会・研究会 | 会場 | テーマ | 参加者数<br>(人) |
|---|---|---|---|---|---|
| 12月4日〜5日 | 日本地域理学療法学会・日本支援工学理学療法学会・日本理学療法教育学会・日本理学療法管理研究会　合同学術大会2021 | 日本地域理学療法学会<br>日本支援工学理学療法学会<br>日本理学療法教育学会<br>日本理学療法管理研究会 | Web開催 | 未来の理学療法の広がりを目指して | 1,187 |
| 12月5日 | ウィメンズヘルス・メンズヘルスのための骨粗鬆症研究セミナー | 日本ウィメンズヘルス・メンズヘルス理学療法研究会 | ネットリンクス株式会社　貸し会議室 | 性差を踏まえて考える骨粗鬆症 | 135 |
| 12月5日 | 軟部組織モビライゼーション・関節モビライゼーション（Web導入編） | 日本筋骨格系徒手理学療法研究会 | Web開催 | | 129 |
| 12月5日 | 第2回日本循環器理学療法学会サテライトカンファレンス | 日本循環器理学療法学会 | Web開催 | 心不全患者における標準治療・検査の理解と理学療法の展開　〜最新知見を交えて〜 | 250 |
| 12月11日〜12日 | 第8回日本スポーツ理学療法学会学術大会 | 日本スポーツ理学療法学会 | Web開催 | スポーツ理学療法の更なる発展に向けて | 895 |
| 12月15日 | 第1回循環器理学療法トピックス・症例検討サテライトカンファレンス | 日本循環器理学療法学会 | Web開催 | 高齢心不全の健康寿命と循環器理学療法の最新トピックス | 393 |
| 12月18日〜19日 | 第19回日本神経理学療法学会学術大会 | 日本神経理学療法学会 | Web開催 | 知行合一で理想郷に邁進する | 2,156 |
| 12月18日 | 2021年度　産業理学療法普及・啓発セミナー | 日本産業理学療法研究会 | Web開催 | 産業理学療法のきっかけを考える | 93 |
| 12月25日〜26日 | 日本基礎理学療法学会　第5回 若手研究者ネットワーク シンポジウム | 日本基礎理学療法学会 | Web開催 | | 116 |
| 1月10日 | 第2回日本物理療法研究会SIGカンファレンス | 日本物理療法研究会 | Web開催（運営本部：西大和リハビリテーション病院） | サルコペニアに対する理学療法 ―運動と栄養と物理療法の可能性― | 359 |
| 1月22日 | 神経モビライゼーション（Web導入編） | 日本筋骨格系徒手理学療法研究会 | Web開催 | | 135 |
| 2月5日 | 日本小児理学療法学会・サテライトカンファレンス | 日本小児理学療法学会 | Web開催 | 栄養と発達 | 261 |
| 2月11日 | 第2回介護ロボットの開発と普及を考えるフォーラム | 日本支援工学理学療法学会 | Web開催 | | 199 |
| 2月19日 | 第1回日本物理療法研究会学術大会 | 日本物理療法研究会 | Web開催 | 物理療法の革新 ― Innovation of biophysical agents in physical therapy ― | 677 |
| 2月19日 | 第6回栄養・嚥下理学療法研究会学術集会 | 日本栄養・嚥下理学療法研究会 | Web開催 | | 492 |
| 2月19日 | 効果をあげる理学療法技術としての装具療法を考えるフォーラム（神戸） | 日本支援工学理学療法学会 | Web開催 | | 469 |
| 2月20日 | 第11回がん理学療法カンファレンス | 日本がん・リンパ浮腫理学療法研究会 | Web開催 | がんサバイバーシップ ―健康増進・予防を支えるがん理学療法― | 71 |
| 2月20日 | 第5回臨床研究支援セミナー | 日本運動器理学療法学会 | 延期、2021年内開催なし | | |

| 会期 | 事業名<br>(学術大会名・学術事業名) | 主催学会・研究会 | 会場 | テーマ | 参加者数<br>(人) |
|---|---|---|---|---|---|
| 2月20日 | 第2回循環器理学療法ト<br>ピックス・症例検討サテラ<br>イトカンファレンス | 日本循環器理学療法<br>学会 | Web開催 | 循環器理学療法の最新<br>事情　心不全への先駆<br>的取り組み/キャリア<br>形成 | 350 |
| 2月22日 | 日本理学療法教育学会第1<br>回学術研修会 | 日本理学療法教育学<br>会 | Web開催 | 「今日からはじめる教<br>育研究！」 | 286 |
| 2月26日 | 症例に基づく徒手理学療法 | 日本筋骨格系徒手理<br>学療法研究会 | Web開催 | | 151 |
| 3月6日 | 第3回緩和理学療法カン<br>ファレンス | 日本がん・リンパ浮<br>腫理学療法研究会 | Web開催 | 緩和ケアにおけるがん<br>悪液質に対するアプ<br>ローチ | 347 |
| 3月6日 | 予防理学療法セミナー | 日本予防理学療法学<br>会 | Web開催 | 予防関連理学療法ガイ<br>ドラインの詳細につい<br>て | 454 |
| 3月13日 | 第7回精神・心理領域理学<br>療法研究会 | 日本精神・心理領域<br>理学療法研究会 | Web開催 | | 460 |

# 18 演題登録関連

## ● 2021 年度日本理学療法学術大会　演題数

| 大会名 | 主催学会・研究会 | 会期 | 演題応募数<br>(題) | 演題採択数<br>(題) | 演題採択率<br>(%) |
|---|---|---|---|---|---|
| 第5回日本循環器理学療法学会学術大会 | 日本循環器理学療法学会 | 8月28日 | 91 | 90 | 98.9 |
| 第7回日本糖尿病理学療法学会・症例報告学術集会・学術大会　合同大会 | 日本糖尿病理学療法学会 | 8月29日 | 46 | 46 | 100.0 |
| 第9回日本運動器理学療法学会学術大会　日本筋骨格系徒手理学療法研究会　日本ウィメンズ・メンズヘルス理学療法研究会　合同大会 | 日本運動器理学療法学会<br>日本筋骨格系徒手理学療法研究会<br>日本ウィメンズヘルス・メンズヘルス理学療法研究会 | 9月11日～12日 | 324 | 317 | 97.8 |
| 第7回日本呼吸理学療法学会学術大会 | 日本呼吸理学療法学会 | 9月26日 | 62 | 62 | 100.0 |
| 第4回日本がん・リンパ浮腫理学療法研究会学術大会 | 日本がん・リンパ浮腫理学療法研究会 | 10月2日～3日 | 41 | 41 | 100.0 |
| 第26回日本基礎理学療法学会学術大会 | 日本基礎理学療法学会 | 10月23日～24日 | 191 | 189 | 99.0 |
| 第8回日本予防理学療法学会学術大会・第4回日本産業理学療法研究会学術大会・第5回日本栄養・嚥下理学療法研究会学術大会 | 日本予防理学療法学会<br>日本産業理学療法研究会<br>日本栄養・嚥下理学療法研究会 | 11月13日 | 150 | 150 | 100.0 |
| 第8回日本小児理学療法学会学術大会 | 日本小児理学療法学会 | 11月27日～28日 | 106 | 105 | 99.1 |
| 日本地域理学療法学会・日本支援工学理学療法学会・日本理学療法教育学会・日本理学療法管理研究会　合同学術大会2021 | 日本地域理学療法学会<br>日本支援工学理学療法学会<br>日本理学療法教育学会<br>日本理学療法管理研究会 | 12月4日～5日 | 241 | 228 | 94.6 |
| 第8回日本スポーツ理学療法学会学術大会 | 日本スポーツ理学療法学会 | 12月11日～12日 | 75 | 75 | 100.0 |
| 第19回日本神経理学療法学会学術大会 | 日本神経理学療法学会 | 12月18日～19日 | 267 | 258 | 96.6 |
| 第1回日本物理療法研究会学術大会 | 日本物理療法研究会 | 2月19日 | 40 | 37 | 92.5 |
| 第6回栄養・嚥下理学療法研究会学術集会 | 日本栄養・嚥下理学療法研究会 | 2月19日 | 32 | 32 | 100.0 |

# 世界理学療法連盟（WCPT）国際情報 ——アジア西太平洋地域における 日本の理学療法の状況

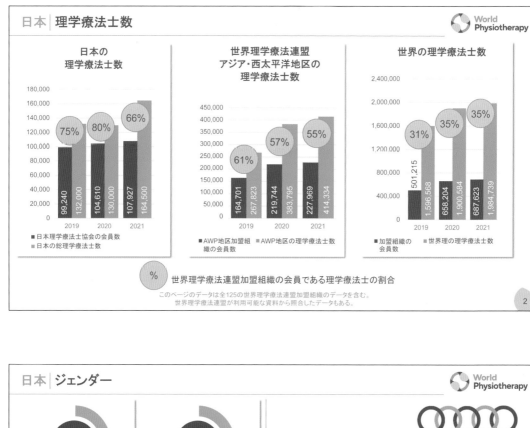

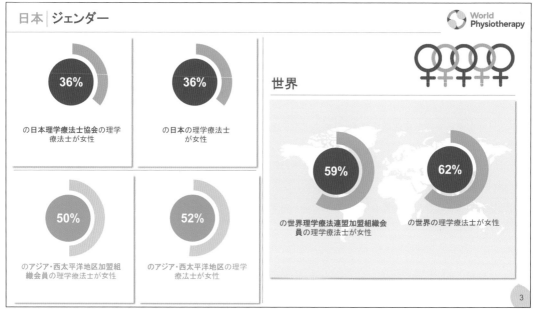

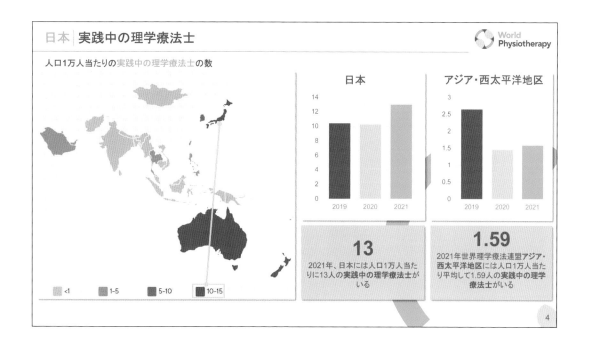

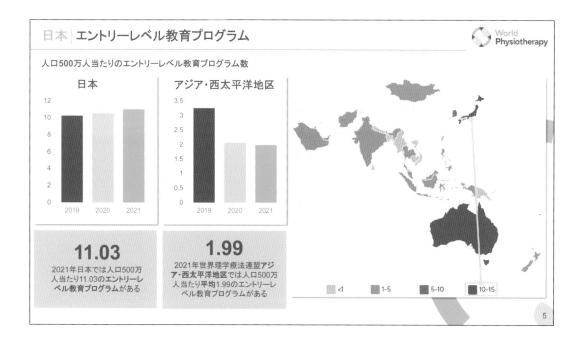

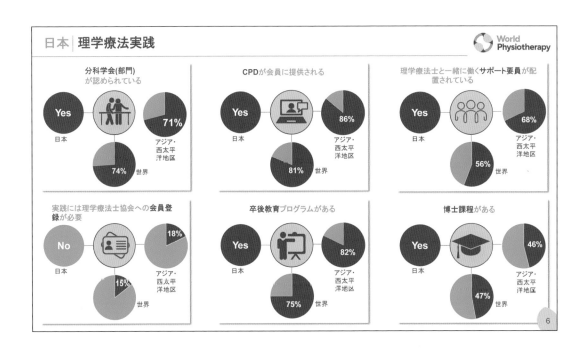

## 日本 | 理学療法実践

**分科学会(部門)が認められている**
Yes 日本
71% アジア・西太平洋地区
74% 世界

**CPDが会員に提供される**
Yes 日本
86% アジア・西太平洋地区
81% 世界

**理学療法士と一緒に働くサポート要員が配置されている**
Yes 日本
68% アジア・西太平洋地区
56% 世界

**実践には理学療法士協会への会員登録が必要**
No 日本
18% アジア・四太平洋地区
15% 世界

**卒後教育プログラムがある**
Yes 日本
82% アジア・西太平洋地区
75% 世界

**博士課程がある**
Yes 日本
46% アジア・西太平洋地区
47% 世界

6

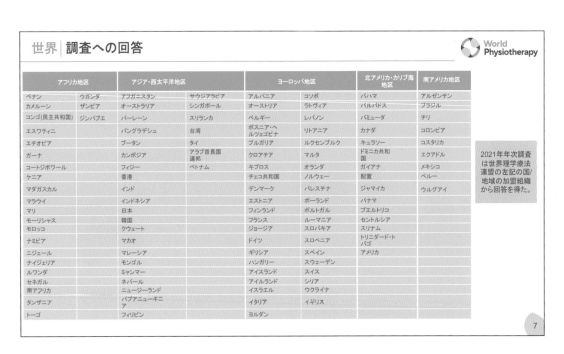

## 世界 | 調査への回答

| アフリカ地区 | | アジア・西太平洋地区 | | ヨーロッパ地区 | | 北アメリカ・カリブ海地区 | 南アメリカ地区 |
|---|---|---|---|---|---|---|---|
| ベナン | ウガンダ | アフガニスタン | サウジアラビア | アルバニア | コソボ | バハマ | アルゼンチン |
| カメルーン | ザンビア | オーストラリア | シンガポール | オーストリア | ラトヴィア | バルバドス | ブラジル |
| コンゴ(民主共和国) | ジンバブエ | バーレーン | スリランカ | ベルギー | レバノン | バミューダ | チリ |
| エスワティニ | | バングラデシュ | 台湾 | ボスニア・ヘルツェゴビナ | リトアニア | カナダ | コロンビア |
| エチオピア | | ブータン | タイ | ブルガリア | ルクセンブルク | キュラソー | コスタリカ |
| ガーナ | | カンボジア | アラブ首長国連邦 | クロアチア | マルタ | ドミニカ共和国 | エクアドル |
| コートジボワール | | フィジー | ベトナム | キプロス | オランダ | ガイアナ | メキシコ |
| ケニア | | 香港 | | チェコ共和国 | ノルウェー | 配置 | ペルー |
| マダガスカル | | インド | | デンマーク | パレスチナ | ジャマイカ | ウルグアイ |
| マラウイ | | インドネシア | | エストニア | ポーランド | パナマ | |
| マリ | | 日本 | | フィンランド | ポルトガル | プエルトリコ | |
| モーリシャス | | 韓国 | | フランス | ルーマニア | セントルシア | |
| モロッコ | | クウェート | | ジョージア | スロバキア | スリナム | |
| ナミビア | | マカオ | | ドイツ | スロベニア | トリニダード・トバゴ | |
| ニジェール | | マレーシア | | ギリシア | スペイン | アメリカ | |
| ナイジェリア | | モンゴル | | ハンガリー | スウェーデン | | |
| ルワンダ | | ミャンマー | | アイスランド | スイス | | |
| セネガル | | ネパール | | アイルランド | シリア | | |
| 南アフリカ | | ニュージーランド | | イスラエル | ウクライナ | | |
| タンザニア | | パプアニューギニア | | イタリア | イギリス | | |
| トーゴ | | フィリピン | | ヨルダン | | | |

2021年年次調査は世界理学療法連盟の左記の国/地域の加盟組織から回答を得た。

7

## 連絡先

世界中の理学療
法について調べて
みよう:
Global profiles

ソーシャルメディアで
世界理学療法連盟を
フォロー:
@WorldPhysio1951

世界理学療法連盟
ウェブサイト:
www.world.physio

**免責事項**

- 本報告書のデータは、世界理学療法連盟の 加盟組織
  に送付された年次調査の回答に基づいている。

- 2021年年次調査は125の加盟組織に送付され、94%に
  当たる117の加盟組織から回答を得た。2021年6月30
  日に調査された。

- 世界理学療法連盟が利用可能な資料から照合し
  たデータもある。

- ご質問やご懸念がある場合、または自国のデータを
  変更したい場合は、下記にご連絡ください。
  membershipcensus@world.physio.

© 世界理学療法連盟 2021

8

第Ⅴ章

資料・統計

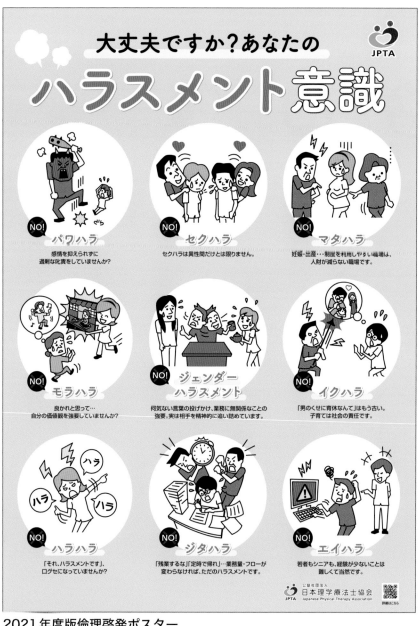

2021年度版倫理啓発ポスター

# 理学療法士及び作業療法士法

● 理学療法士及び作業療法士法
（昭和四十年六月二十九日法律第百三十七号）
最終改正：平成二十六年六月四日法律第五十一号

## 第一章　総則

（この法律の目的）

**第一条**　この法律は、理学療法士及び作業療法士の資格を定めるとともに、その業務が、適正に運用されるように規律し、もつて医療の普及及び向上に寄与することを目的とする。

（定義）

**第二条**　この法律で「理学療法」とは、身体に障害のある者に対し、主としてその基本的動作能力の回復を図るため、治療体操その他の運動を行なわせ、及び電気刺激、マツサージ、温熱その他の物理的手段を加えることをいう。

2　この法律で「作業療法」とは、身体又は精神に障害のある者に対し、主としてその応用的動作能力又は社会的適応能力の回復を図るため、手芸、工作その他の作業を行なわせることをいう。

3　この法律で「理学療法士」とは、厚生労働大臣の免許を受けて、理学療法士の名称を用いて、医師の指示の下に、理学療法を行なうことを業とする者をいう。

4　この法律で「作業療法士」とは、厚生労働大臣の免許を受けて、作業療法士の名称を用いて、医師の指示の下に、作業療法を行なうことを業とする者をいう。

## 第二章　免許

（免許）

**第三条**　理学療法士又は作業療法士になろうとする者は、理学療法士国家試験又は作業療法士国家試験に合格し、厚生労働大臣の免許（以下「免許」という。）を受けなければならない。

（欠格事由）

**第四条**　次の各号のいずれかに該当する者には、免許を与えないことがある。

一　罰金以上の刑に処せられた者

二　前号に該当する者を除くほか、理学療法士又は作業療法士の業務に関し犯罪又は不正の行為があつた者

三　心身の障害により理学療法士又は作業療法士の業務を適正に行うことができない者として厚生労働省令で定めるもの

四　麻薬、大麻又はあへんの中毒者

（理学療法士名簿及び作業療法士名簿）

**第五条**　厚生労働省に理学療法士名簿及び作業療法士名簿を備え、免許に関する事項を登録する。

（登録及び免許証の交付）

**第六条**　免許は、理学療法士国家試験又は作業療法士国家試験に合格した者の申請により、理学療法士名簿又は作業療法士名簿に登録することによつて行う。

2　厚生労働大臣は、免許を与えたときは、理学療法士免許証又は作業療法士免許証を交付する。

（意見の聴取）

**第六条の二**　厚生労働大臣は、免許を申請した者について、第四条第三号に掲げる者に該当すると認め、同条の規定により免許を与えないこととするときは、あらかじめ、当該申請者にその旨を通知し、その求めがあつたときは、厚生労働大臣の指定する職員にその意見を聴取させなければならない。

（免許の取消し等）

**第七条**　理学療法士又は作業療法士が、第四条各号のいずれかに該当するに至つたときは、厚生労働大臣は、その免許を取り消し、又は期間を定めて理学療法士又は作業療法士の名称の使用の停止を命ずることができる。

2　都道府県知事は、理学療法士又は作業療法士について前項の処分が行なわれる必要があると認めるときは、その旨を厚生労働大臣に具申しなければならない。

3　第一項の規定により免許を取り消された者であつても、その者がその取消しの理由となつた事項に該当しなくなつたとき、その他その後の事情により再び免許を与えるのが適当であると認められるに至つたときは、再免許を与えることができる。この場合においては、第六条の規定を準用する。

4　厚生労働大臣は、第一項又は前項に規定する処分をしようとするときは、あらかじめ、医道審議会の意見を聴かなければならない。

（政令への委任）

**第八条**　この章に規定するもののほか、免許の申請、理学療法士名簿及び作業療法士名簿の登録、

訂正及び消除並びに免許証の交付、書換え交付、再交付、返納及び提出に関し必要な事項は、政令で定める。

# 第三章　試験

（試験の目的）

**第九条**　理学療法士国家試験又は作業療法士国家試験は、理学療法士又は作業療法士として必要な知識及び技能について行なう。

（試験の実施）

**第十条**　理学療法士国家試験及び作業療法士国家試験は、毎年少なくとも一回、厚生労働大臣が行なう。

（理学療法士国家試験の受験資格）

**第十一条**　理学療法士国家試験は、次の各号のいずれかに該当する者でなければ、受けることができない。

　　一　学校教育法（昭和二十二年法律第二十六号）第九十条第一項の規定により大学に入学することができる者（この号の規定により文部科学大臣の指定した学校が大学である場合において、当該大学が同条第二項の規定により当該大学に入学させた者を含む。）で、文部科学省令・厚生労働省令で定める基準に適合するものとして、文部科学大臣が指定した学校又は都道府県知事が指定した理学療法士養成施設において、三年以上理学療法士として必要な知識及び技能を修得したもの

　　二　作業療法士その他政令で定める者で、文部科学省令・厚生労働省令で定める基準に適合するものとして、文部科学大臣が指定した学校又は都道府県知事が指定した理学療法士養成施設において、二年以上理学療法に関する知識及び技能を修得したもの

　　三　外国の理学療法に関する学校若しくは養成施設を卒業し、又は外国で理学療法士の免許に相当する免許を受けた者で、厚生労働大臣が前二号に掲げる者と同等以上の知識及び技能を有すると認定したもの

（作業療法士国家試験の受験資格）

**第十二条**　作業療法士国家試験は、次の各号のいずれかに該当する者でなければ、受けることができない。

　　一　学校教育法第九十条第一項の規定により大学に入学することができる者（この号の規定により文部科学大臣の指定した学校が大学である場合において、当該大学が同条第二項の規定により当該大学に入学させた者を含む。）で、文部科学省令・厚生労働省令で定める基準に適合するものとして、文部科学大臣が指定した学校又は都道府県知事が指定した作業療法士養成施設において、三年以上作業療法士として必要な知識及び技能を修得したもの

　　二　理学療法士その他政令で定める者で、文部科学省令・厚生労働省令で定める基準に適合するものとして、文部科学大臣が指定した学校又は都道府県知事が指定した作業療法士養成施設において、二年以上作業療法に関する知識及び技能を修得したもの

　　三　外国の作業療法に関する学校若しくは養成施設を卒業し、又は外国で作業療法士の免許に

相当する免許を受けた者で、厚生労働大臣が前二号に掲げる者と同等以上の知識及び技能を有すると認定したもの

（医道審議会への諮問）

**第十二条の二**　厚生労働大臣は、理学療法士国家試験又は作業療法士国家試験の科目又は実施若しくは合格者の決定の方法を定めようとするときは、あらかじめ、医道審議会の意見を聴かなければならない。

2　文部科学大臣又は厚生労働大臣は、第十一条第一号若しくは第二号又は前条第一号若しくは第二号に規定する基準を定めようとするときは、あらかじめ、医道審議会の意見を聴かなければならない。

（不正行為の禁止）

**第十三条**　理学療法士国家試験又は作業療法士国家試験に関して不正の行為があつた場合には、その不正行為に関係のある者について、その受験を停止させ、又はその試験を無効とすることができる。この場合においては、なお、その者について、期間を定めて理学療法士国家試験又は作業療法士国家試験を受けることを許さないことができる。

（政令及び厚生労働省令への委任）

**第十四条**　この章に規定するもののほか、第十一条第一号及び第二号の学校又は理学療法士養成施設の指定並びに第十二条第一号及び第二号の学校又は作業療法士養成施設の指定に関し必要な事項は政令で、理学療法士国家試験又は作業療法士国家試験の科目、受験手続、受験手数料その他試験に関し必要な事項は厚生労働省令で定める。


# 第四章　業務等

（業務）

**第十五条**　理学療法士又は作業療法士は、保健師助産師看護師法（昭和二十三年法律第二百三号）第三十一条第一項及び第三十二条の規定にかかわらず、診療の補助として理学療法又は作業療法を行なうことを業とすることができる。

2　理学療法士が、病院若しくは診療所において、又は医師の具体的な指示を受けて、理学療法として行なうマツサージについては、あん摩マツサージ指圧師、はり師、きゆう師等に関する法律（昭和二十二年法律第二百十七号）第一条の規定は、適用しない。

3　前二項の規定は、第七条第一項の規定により理学療法士又は作業療法士の名称の使用の停止を命ぜられている者については、適用しない。

（秘密を守る義務）

**第十六条**　理学療法士又は作業療法士は、正当な理由がある場合を除き、その業務上知り得た人の秘密を他に漏らしてはならない。理学療法士又は作業療法士でなくなつた後においても、同様とする。

（名称の使用制限）

**第十七条**　理学療法士でない者は、理学療法士という名称又は機能療法士その他理学療法士にまぎらわしい名称を使用してはならない。

　2　作業療法士でない者は、作業療法士という名称又は職能療法士その他作業療法士にまぎらわしい名称を使用してはならない。

（権限の委任）

第十七条の二　この法律に規定する厚生労働大臣の権限は、厚生労働省令で定めるところにより、地方厚生局長に委任することができる。

　2　前項の規定により地方厚生局長に委任された権限は、厚生労働省令で定めるところにより、地方厚生支局長に委任することができる。

## 第五章　理学療法士作業療法士試験委員

（理学療法士作業療法士試験委員）

第十八条　理学療法士国家試験及び作業療法士国家試験に関する事務をつかさどらせるため、厚生労働省に理学療法士作業療法士試験委員を置く。

　2　理学療法士作業療法士試験委員に関し必要な事項は、政令で定める。

（試験事務担当者の不正行為の禁止）

第十九条　理学療法士作業療法士試験委員その他理学療法士国家試験又は作業療法士国家試験に関する事務をつかさどる者は、その事務の施行に当たつて厳正を保持し、不正の行為がないようにしなければならない。

## 第六章　罰則

第二十条　前条の規定に違反して、故意若しくは重大な過失により事前に試験問題を漏らし、又は故意に不正の採点をした者は、一年以下の懲役又は五十万円以下の罰金に処する。

第二十一条　第十六条の規定に違反した者は、五十万円以下の罰金に処する。

　2　前項の罪は、告訴がなければ公訴を提起することができない。

第二十二条　次の各号のいずれかに該当する者は、三十万円以下の罰金に処する。

　一　第七条第一項の規定により理学療法士又は作業療法士の名称の使用の停止を命ぜられた者で、当該停止を命ぜられた期間中に、理学療法士又は作業療法士の名称を使用したもの

　二　第十七条の規定に違反した者

附　則　省略

# 政令規則（一部抜粋）

## ● 理学療法士及び作業療法士法施行令（抜粋）

（昭和四十年十月一日政令第三百二十七号）

最終改正：令和四年二月九日政令第三九号

　内閣は、理学療法士及び作業療法士法（昭和四十年法律第百三十七号）第八条及び附則第四項第一号の規定に基づき、この政令を制定する。

**（免許の申請）**

　第一条　理学療法士又は作業療法士の免許を受けようとする者は、申請書に厚生労働省令で定める書類を添え、住所地の都道府県知事を経由して、これを厚生労働大臣に提出しなければならない。

**（名簿の登録事項）**

　第二条　理学療法士名簿又は作業療法士名簿には、次に掲げる事項を登録する。

　一　登録番号及び登録年月日

　二　本籍地都道府県名（日本の国籍を有しない者については、その国籍）、氏名、生年月日及び性別

　三　理学療法士国家試験又は作業療法士国家試験合格の年月（理学療法士及び作業療法士法（以下「法」という。）附則第二項の規定により理学療法士又は作業療法士の免許を受けた者については、外国で理学療法士の免許に相当する免許又は作業療法士の免許に相当する免許を受けた年月）

　四　免許の取消し又は名称の使用の停止の処分に関する事項

　五　前各号に掲げるもののほか、厚生労働大臣の定める事項の消除を申請する者についても、同様とする。

　2　理学療法士又は作業療法士は、免許を取り消されたときは、五日以内に、住所地の都道府県知事を経由して、免許証を厚生労働大臣に返納しなければならない。

**（省令への委任）**

　第八条　前各条に定めるもののほか、申請書及び免許証の様式その他理学療法士又は作業療法士の免許に関して必要な事項は、厚生労働省令で定める。

**（学校又は養成施設の指定）**

　第九条　行政庁は、法第十一条第一号若しくは第二号若しくは第十二条第一号若しくは第二号に規定する学校又は法第十一条第一号若しくは第二号に規定する理学療法士養成施設若しくは法第十二条第一号若しくは第二号に規定する作業療法士養成施設（以下「学校養成施設」と

いう。）の指定を行う場合には、入学又は入所の資格、修業年限、教育の内容その他の事項に関し主務省令で定める基準に従い、行うものとする。

2　都道府県知事は、前項の規定により理学療法士養成施設又は作業療法士養成施設の指定をしたときは、遅滞なく、当該養成施設の名称及び位置、指定をした年月日その他の主務省令で定める事項を厚生労働大臣に報告するものとする。

（指定の申請）

第十条　前条第一項の学校養成施設の指定を受けようとするときは、その設置者は、申請書を、行政庁に提出しなければならない。

（変更の承認又は届出）

第十一条　第九条第一項の指定を受けた学校養成施設（以下「指定学校養成施設」という。）の設置者は、主務省令で定める事項を変更しようとするときは、行政庁に申請し、その承認を受けなければならない。

2　指定学校養成施設の設置者は、主務省令で定める事項に変更があつたときは、その日から一月以内に、行政庁に届け出なければならない。

3　都道府県知事は、第一項の規定により、第九条第一項の指定を受けた理学療法士養成施設又は作業療法士養成施設（以下この項及び第十四条第二項において「指定養成施設」という。）の変更の承認をしたとき、又は前項の規定により指定養成施設の変更の届出を受理したときは、主務省令で定めるところにより、当該変更の承認又は届出に係る事項を厚生労働大臣に報告するものとする。

（報告）

第十二条　指定学校養成施設の設置者は、毎学年度開始後二月以内に、主務省令で定める事項を、行政庁に報告しなければならない。

2　都道府県知事は、前項の規定により報告を受けたときは、毎学年度開始後四月以内に、当該報告に係る事項（主務省令で定めるものを除く。）を厚生労働大臣に報告するものとする。

（報告の徴収及び指示）

第十三条　行政庁は、指定学校養成施設につき必要があると認めるときは、その設置者又は長に対して報告を求めることができる。

2　行政庁は、第九条第一項に規定する主務省令で定める基準に照らして、指定学校養成施設の教育の内容、教育の方法、施設、設備その他の内容が適当でないと認めるときは、その設置者又は長に対して必要な指示をすることができる。

（指定の取消し）

第十四条　行政庁は、指定学校養成施設が第九条第一項に規定する主務省令で定める基準に適合しなくなつたと認めるとき、若しくはその設置者若しくは長が前条第二項の規定による指示に従わないとき、又は次条の規定による申請があつたときは、その指定を取り消すことができる。

2　都道府県知事は、前項の規定により指定養成施設の指定を取り消したときは、遅滞なく、当該指定養成施設の名称及び位置、指定を取り消した年月日その他の主務省令で定める事項を厚生労働大臣に報告するものとする。

（主務省令への委任）

　第十七条　第九条から前条までに定めるもののほか、申請書の記載事項その他学校養成施設の指定に関して必要な事項は、主務省令で定める。

（主務大臣等）

　第十八条　この政令における行政庁は、法第十一条第一号若しくは第二号又は第十二条第一号若しくは第二号の規定による学校の指定に関する事項については文部科学大臣とし、法第十一条第一号若しくは第二号の規定による理学療法士養成施設又は法第十二条第一号若しくは第二号の規定による作業療法士養成施設の指定に関する事項については都道府県知事とする。

　2　この政令における主務省令は、文部科学省令・厚生労働省令とする。

（理学療法士作業療法士試験委員）

　第十九条　理学療法士作業療法士試験委員（以下「委員」という。）は、理学療法士国家試験又は作業療法士国家試験を行なうについて必要な学識経験のある者のうちから、厚生労働大臣が任命する。

　2　委員の数は、三十七人以内とする。

　3　委員の任期は、二年とする。ただし、補欠の委員の任期は、前任者の残任期間とする。

　4　委員は、非常勤とする。


　附　則　省略


● 理学療法士及び作業療法士法施行規則　（抜粋）

（昭和四十年十月二十日厚生省令第四十七号）

最終改正：令和四年七月二八日厚生労働省令第一〇七号


　理学療法士及び作業療法士法（昭和四十年法律第百三十七号）第十四条及び附則第四項から第六項まで並びに理学療法士及び作業療法士法施行令（昭和四十年政令第三百二十七号）第一条、第二条第五号、第六条第三項及び第八条の規定に基づき、理学療法士及び作業療法士法施行規則を次のように定める。

# 第一章　免許

（法第四条第三号の厚生労働省令で定める者）

　第一条　理学療法士及び作業療法士法（昭和四十年法律第百三十七号。以下「法」という。）第四条第三号の厚生労働省令で定める者は、精神の機能の障害により理学療法士及び作業療法士の業務を適正に行うに当たって必要な認知、判断及び意思疎通を適切に行うことができない者とする。

（治療等の考慮）

　第一条の二　厚生労働大臣は、理学療法士又は作業療法士の免許の申請を行った者が前条に規定する者に該当すると認める場合において、当該者に免許を与えるかどうかを決定するとき

は、当該者が現に受けている治療等により障害の程度が軽減している状況を考慮しなければならない。

（免許の申請手続）

第一条の三　理学療法士及び作業療法士法施行令（昭和四十年政令第三百二十七号。以下「令」という）第一条の理学療法士又は作業療法士の免許の申請書は、様式第一号によるものとする。

2　令第一条の規定により、前項の申請書に添えなければならない書類は、次のとおりとする。

一　戸籍の謄本若しくは抄本又は住民票の写し（住民基本台帳法（昭和四十二年法律第八十一号）第七条第五号に掲げる事項（出入国管理及び難民認定法（昭和二十六年政令第三百十九号）第十九条の三に規定する中長期在留者（以下「中長期在留者」という。）及び日本国との平和条約に基づき日本の国籍を離脱した者等の出入国管理に関する特例法（平成三年法律第七十一号）に定める特別永住者（以下「特別永住者」という。）にあつては住民基本台帳法第三十条の四十五に規定する国籍等）を記載したものに限る。第六条第二項において同じ。）（出入国管理及び難民認定法第十九条の三各号に掲げる者にあつては旅券その他の身分を証する書類の写し。第六条第二項において同じ。）

二　精神の機能の障害又は麻薬、大麻若しくはあへんの中毒者であるかないかに関する医師の診断書

三　法附則第二項の規定により理学療法士又は作業療法士の免許を受けようとする者であるときは、外国で理学療法士の免許に相当する免許又は作業療法士の免許に相当する免許を受けた者であることを証する書類

（名簿の登録事項）

第二条　令第二条第五号の規定により、同条第一号から第四号までに掲げる事項以外で理学療法士名簿又は作業療法士名簿に登録する事項は、次のとおりとする。

一　再免許の場合には、その旨

二　免許証を書換え交付し又は再交付した場合には、その旨並びにその理由及び年月日

三　登録の消除をした場合には、その旨並びにその理由及び年月日

# 第二章　試験

（試験科目）

第八条　理学療法士国家試験の科目は、次のとおりとする。

一　解剖学

二　生理学

三　運動学

四　病理学概論

五　臨床心理学

六　リハビリテーション医学（リハビリテーション概論を含む。）

七　臨床医学大要（人間発達学を含む。）

八　理学療法

2　略

附　則　省略

## ● 理学療法士作業療法士学校養成施設指定規則 (抜粋)

（昭和四十一年三月三十日文部省・厚生省令第三号）

最終改正：令和四年九月三〇日文部科学省・厚生労働省令第三号

　理学療法士及び作業療法士法（昭和四十年法律第百三十七号）第十四条及び附則第六項の規定に基づき、理学療法士作業療法士学校養成施設指定規則を次のように定める。

（この省令の趣旨）

第一条　理学療法士及び作業療法士法（昭和四十年法律第百三十七号。以下「法」という。）第十一条第一号若しくは第二号若しくは法第十二条第一号若しくは第二号の規定に基づく学校又は理学療法士養成施設若しくは作業療法士養成施設（以下「養成施設」という）の指定に関しては、理学療法士及び作業療法士法施行令（昭和四十年政令第三百二十七号。以下「令」という）に定めるもののほか、この省令の定めるところによる。

2　前項の学校とは、学校教育法（昭和二十二年法律第二十六号）第一条に規定する学校及びこれに附設される同法第百二十四条に規定する専修学校又は同法第百三十四条第一項に規定する各種学校をいう。

（理学療法士に係る学校又は養成施設の指定基準学校又は養成施設の指定基準）

第二条　法第十一条第一号の学校又は養成施設に係る令第九条第一項の主務省令で定める基準は、次のとおりとする。

一　学校教育法第九十条第一項に規定する者（法第十一条第一号に規定する文部科学大臣の指定を受けようとする学校が大学である場合において、当該大学が学校教育法第九十条第二項の規定により当該大学に入学させた者を含む。）、旧中等学校令（昭和十八年勅令第三十六号）による中等学校を卒業した者又は附則第三項各号のいずれかに該当する者であることを入学又は入所の資格とするものであること。

二　修業年限は、三年以上であること。

三　教育の内容は、別表第一に定めるもの以上であること。

四　別表第一に掲げる教育内容を教授するのに適当な数の教員を有し、かつ、そのうち六人（一学年に二学級以上を有する学校又は養成施設にあっては、一学級増すごとに三を加えた数）以上は理学療法士である専任教員であること。ただし、理学療法士である専任教員の数は、当該学校又は養成施設が設置された年度にあっては四人（一学年に二学級以上を有する学校又は養成施設にあっては、一学級増すごとに一を加えた数）、その翌年度にあっては五人（一学年に二学級以上を有する学校又は養成施設にあっては、一学級増すごとに二を加えた数）とすることができる。

五　理学療法士である専任教員は、次に掲げる者のいずれかであること。ただし、当該専任教員が免許を受けた後五年以上理学療法に関する業務に従事した者であつて、学校教育法に

基づく大学（短期大学を除く。次条第一項第四号において「大学」という。）において教育学に関する科目を四単位以上修め、当該大学を卒業したもの又は免許を受けた後三年以上理学療法に関する業務に従事した者であつて、学校教育法に基づく大学院において教育学に関する科目を四単位以上修め、当該大学院の過程を修了したものである場合は、この限りでない。

　イ　免許を受けた後五年以上理学療法に関する業務に従事した者であつて、厚生労働大臣の指定する講習会を修了したもの
　ロ　イに掲げる者と同等以上の知識及び技能を有する者

六　一学級の定員は、四十人以下であること。
七　同時に授業を行う学級の数を下らない数の普通教室を有すること。
八　適当な広さの実習室を有すること。
九　教育上必要な機械器具、標本、模型、図書及びその他の設備を有すること。
十　臨床実習を行うのに適当な病院、診療所その他の施設を実習施設として利用し得ること。
十一　実習施設における臨床実習について適当な実習指導者の指導が行われること。
十二　管理及び維持経営の方法が確実であること。
2　法第十一条第二号の学校又は養成施設に係る令第九条第一項の主務省令で定める基準は、次のとおりとする。
一　作業療法士その他法第十一条第二号の政令で定める者であることを入学又は入所の資格とするものであること。
二　修業年限は、二年以上であること。
三　教育の内容は、別表第一の二に定めるもの以上であること。
四　別表第一の二に掲げる教育内容を教授するのに適当な数の教員を有し、かつ、そのうち五人（一学年に二学級以上を有する学校又は養成施設にあっては、一学級増すごとに二を加えた数）以上は理学療法士である専任教員であること。ただし、理学療法士である専任教員の数は、当該学校又は養成施設が設置された年度にあっては四人（一学年に二学級以上を有する学校又は養成施設にあっては、一学級増すごとに一を加えた数）とすることができる。
五　前項第五号から第十二号までに該当するものであること。

**（指定の申請書の記載事項等）**
第四条　令第十条の申請書には、次に掲げる事項（地方公共団体（地方独立行政法人法（平成十五年法律第百十八号）第六十八条第一項に規定する公立大学法人を含む）の設置する学校又は養成施設にあっては、第十二号に掲げる事項を除く）を記載しなければならない。
一　設置者の住所及び氏名（法人にあっては、主たる事務所の所在地及び名称）
二　名称
三　位置
四　設置年月日
五　学則
六　長の氏名及び履歴
七　教員の氏名、履歴及び担当科目並びに専任又は兼任の別

八　校舎の各室の用途及び面積並びに建物の配置図及び平面図

九　教授用及び実習用の機械器具、標本、模型及び図書の目録

十　実習施設の名称、位置及び開設者の氏名（法人にあつては、名称）、当該施設における実習用設備の概要並びに実習指導者の氏名及び履歴

十一　実習施設における最近一年間の理学療法又は作業療法を受けた患者延数（施設別に記載すること。）

十二　収支予算及び向こう二年間の財政計画

2　令第十六条の規定により読み替えて適用する令第十条の書面には、前項第二号から第十一号までに掲げる事項を記載しなければならない。

3　第一項の申請書又は前項の書面には、実習施設における実習を承諾する旨の当該施設の開設者の承諾書を添えなければならない。


附　則　省略

# 理学療法士の名称の使用等について

 医政医発 1127 第 3 号
平成 25 年 11 月 27 日

各都道府県医務主管部（局）長　殿

 厚生労働省医政局医事課長

　　　　理学療法士の名称の使用等について（通知）

　厚生労働省に設置されたチーム医療推進会議及びチーム医療推進方策検討ワーキンググループにおいて、本年6月から10月にかけて、医療関係団体から提出された医療関係職種の業務範囲の見直しに関する要望書について議論してきました。

　この要望書における要望の1つとして、理学療法士が、介護予防事業等において身体に障害のない者に対して転倒防止の指導等を行うときに、理学療法士の名称を使用することの可否や医師の指示の要否について、現場の解釈に混乱がある実態に鑑み、理学療法の対象に、「身体に障害のおそれのある者」を追加してほしい旨の要望がありました（別添1）。

　これに対しては、本年10月29日に開催された第20回チーム医療推進会議において別添2のような方針が決定されたところですが、このような議論があったことを踏まえ、理学療法士の名称の使用等について、下記の事項を周知することとしましたので、その内容について十分御了知の上、関係者、関係団体等に対し周知徹底を図っていただきますようお願い申し上げます。

　　　　　　　　　　　　　　記

　理学療法士が、介護予防事業等において、身体に障害のない者に対して、転倒防止の指導等の診療の補助に該当しない範囲の業務を行うことがあるが、このように理学療法以外の業務を行うときであっても、「理学療法士」という名称を使用することは何ら問題ないこと。

　また、このような診療の補助に該当しない範囲の業務を行うときは、医師の指示は不要であること。

## 理学療法白書 2022

発　行　2023年2月28日　第1版第1刷ⓒ

編　集　公益社団法人 日本理学療法士協会

発行者　斉藤秀之

発行所　公益社団法人 日本理学療法士協会
　　　　〒106-0032　東京都港区六本木七丁目11番10号
　　　　TEL 03-5843-1747　FAX 03-5843-1748

発　売　株式会社 三輪書店
　　　　〒113-0033　東京都文京区本郷 6-17-9 本郷綱ビル
　　　　TEL 03-3816-7796　FAX 03-3816-7756
　　　　http://www.miwapubl.com/

印刷所　シナノ印刷株式会社